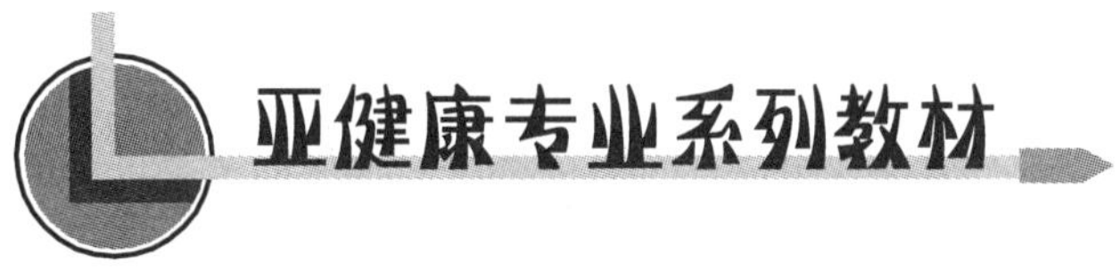

亚健康芳香调理

主　编　李菁菁
副主编　樊新荣　于天源

中国中医药出版社
·北　京·

图书在版编目（CIP）数据

亚健康芳香调理/李菁菁主编．—北京：中国中医药出版社，2010.8（2016.8重印）
（亚健康专业系列教材）
ISBN 978-7-5132-0072-1

Ⅰ.①亚… Ⅱ.①李… Ⅲ.①植物香料-中医疗法-教材 Ⅳ.①R247

中国版本图书馆CIP数据核字（2010）第139005号

中 国 中 医 药 出 版 社 出 版
北京市朝阳区北三环东路28号易亨大厦16层
邮政编码 100013
传真 010 64405750
廊坊市晶艺印务有限公司印刷
各地新华书店经销
*
开本787×1092 1/16 印张9 字数148千字
2010年8月第1版 2016年8月第3次印刷
书 号 ISBN 978-7-5132-0072-1
*
定价 42.00元
网址 www.cptcm.com

社长热线 010 64405720
读者服务部电话 010 64065415 010 84042153
书店网址 csln.net/qksd/

《亚健康专业系列教材》丛书编委会

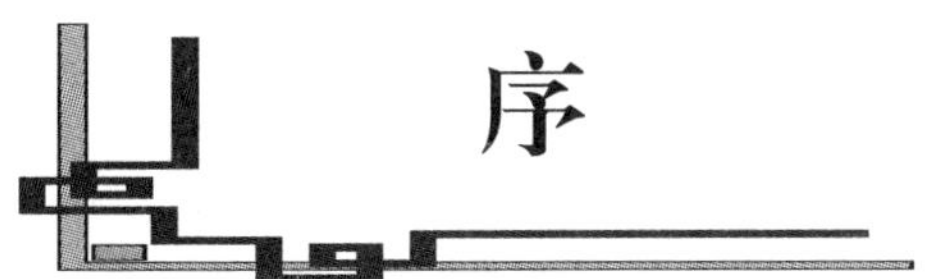

序

医学朝向健康已是不争的事实了，健康是人全面发展的基础。在我国为实现“人人享有基本医疗卫生服务”的目标，提高国民健康水平，促进社会和谐发展，必须建立比较完善的覆盖城乡居民的基本医疗卫生制度和服务网络，推动卫生服务利用的均等化，逐步缩小因经济社会发展水平差异造成的健康服务不平等现象。有鉴于我们是发展中的人口大国，是穷国办大卫生，长期存在着有限的卫生资源与人民群众日益增长的医疗保健需求之间的矛盾，医疗卫生体系面临着沉重的压力。为了缓解这种矛盾和压力，国家提出了医疗卫生保健工作“重点前移”和“重心下移”的发展战略，以适应新时期大卫生的根本要求。中医药是整体医学，重视天人相应、形神一体，以辨证论治为主体，以治未病为核心，在医疗卫生保健过程中发挥着重大的作用。毋庸置疑，亚健康是健康医学的主题之一，致力于亚健康专门学问的系统研究，厘定亚健康的概念，规范亚健康防治措施与评价体系，编写系列教材培育人才，对于弘扬中医药学原创思维与原创优势具有重要的现实意义，确是一项功在千秋的大事业，对卫生工作重点移向维护健康，重心移向广大民众，尤其是九亿农民，从而大幅提高全民健康水平也有积极的作用。

回顾上个世纪西学东渐，知识界的先辈高举科学民主的旗帜，破除三纲五常，推进社会改革，无疑对国家民族的繁荣具有积极意义。然而二元论与还原论的盛行也冲击着传统的优秀的中华文化，致使独具深厚文化底蕴的中医药学随之停滞不前，甚而有弃而废之的噪声。幸然，清华与西南联大王国维、陈寅恪、梁启超、赵元任等著名学者大师虽留学国外，然专心研究哲学文史，大兴国学之风，弘扬中华文化之精髓，其功德至高至尚，真可谓“与天壤同久，共三光而永光”，令吾辈永远铭记。中医中药切合国情之需，民众渴望传承发扬。当今进入新世纪已是东学西渐，渗透融合儒释道精神，以整体论为指导的中医药学，其深化研究虽不排斥还原分析，然而提倡系统论与还原论的整合，将综合与分析、宏观与微观、实体本体论与关系本体论链接，共同推动生物医药科学的发展，为建立统一的新医学、新药学奠定基础。晚近，医界学人与管理者共识：治中医之学，必当遵循中医自身的规律，然则中医自身规律是什么？宜广开言路，做深入思考与讨论。我认为中医学是自然哲学引领下的整体医学，其自身规律是自适应、自组织、自调节、自稳态的目标动力系统，其生长发育、维护健康与防治疾病均顺应自然。中国古代自然哲学可用太极图表达，其平面是阴阳鱼的示意图。其阐释生命科学原理是动态时空、混沌一气、高速运动着的球体，边界不清，色泽黑白不明。人身三宝精、气、神体现“大一”，蛋白质组学、基因组学对生命本质的研究体现“小一”，论大一而无外，小一而无内；大一寓有小一，小一蕴育大一；做大一拆分为小一分析，做小一容汇为大一综合。学习运用“大一”与“小一”的宇宙观，联系人体健康的维护和疾病的防治，尤其对多因素多变量的现代难治病进行辨证论治的复杂性干预的方案制定、疗效评价与机理发现具有指导作用。

哲学是自然科学与社会科学规律的总结，对文化艺术同样重要。当代著名画家范曾先生讲，“中国画是哲学，学哲学出智慧，用智慧作画体现‘大美’”。推而广之，西方科学来自实验，以逻辑思维为主体，体现二元论、还原论的方法学；东方科学观察自然，重视形象思维与逻辑思维相结合，体现一元论、系统论的方法学。当下中医药的科学研究是从整体出发的拆分，拆分后的微观分析，再做实验数据的整合，可称作系统论引导下的还原分析。诚然时代进步了，牛顿力学赋予科学的概念，到量子力学的时代不可测量也涵盖在“科学”之中了。同样中医临证诊断治疗的个体化，理法方药属性的不确定性，正是今天创新方法学研究的课题。中医学人必须树立信心，弘扬原创的思维。显而易见，既往笼罩在中医学人头上“不科学”的阴霾今天正在消散，中医药学的特色优势渐成为科技界的共识，政府积极扶持，百姓企盼爱戴，在全民医疗卫生保健事业中，中医药将发挥无可替代的作用。

《亚健康专业系列教材》编委会致力于亚健康领域学术体系的深化研究，从理念到技术，从基础到临床，从预防干预到治疗措施，从学术研究到产业管理等不同层面进行全方位的设计，突出人才培养，编写了本套系列教材。丛书即将付梓，邀我作序实为对我的信任。感佩编著者群体辛勤耕耘，开拓创新的精神，让中医学人互相勉励，共同创造美好的未来。谨志数语，爰为之序。

王永炎

2009年2月

（王永炎 中国工程院院士 中国中医科学院名誉院长）

前　言

亚健康状态是一种人体生命活力和功能的异常状态，不仅表现在生理功能或代谢功能的异常，也包含了心理状态的不适应和社会适应能力的异常，其最大的特点就是尚无确切的病变客观指征，但却有明显的临床症状。这种处于健康和疾病之间的状态，自20世纪80年代被前苏联学者称为"第三状态"这个新概念以来，得到国内越来越多学者的认同与重视，并将其称之为"亚健康状态"。亚健康主要表现在三个方面，即身体亚健康、心理亚健康和社会适应能力亚健康。亚健康是一个新概念，"亚健康"不等于"未病"，是随着医学模式与健康概念的转变而产生的，而"未病"的概念是与"已病"的概念相对而言，即非已具有明显症状或体征的疾病，亦非无病，而是指机体的阴阳气血、脏腑功能失调所导致的疾病前态或征兆。因此未病学主要讨论的是疾病的潜伏期、前驱期及疾病的转变或转归期等的机体变化，其宗旨可概括为"未病先防，既病防变"，从这一点上看可以说中医"未病"的内涵应当是包括了亚健康状态在内的所有机体阴阳失调但尚未至病的状态。总体上讲，亚健康学是运用中医学及现代医学与其他学科的理论知识与技能研究亚健康领域的理论知识、人群状态表现、保健预防及干预技术的一门以自然科学属性为主，涉及心理学、社会学、哲学、人文科学等多个领域的综合学科。

随着社会的发展和科学技术的进步，人们完全突破了原来的思维模式。医学模式也发生了转变，从原来的纯"生物医学模式"转变为"社会-心理-生物医学模式"，使得西医学从传统的"治疗型模式"转变为"预防、保健、群体和主动参与模式"；另外，世界卫生组织对健康提出了全面而明确的定义："健康不仅是没有疾病和虚弱，而且是身体上、心理上和社会适应能力上三方面的完美状态。"从而使对健康的评价不仅基于医学和生物学的范畴，而且扩大到心理和社会学的领域。由此可见，一个人只有在身体和心理上保持健康的状态，并具有良好的社会适应能力，才算得上是真正的健康。随着人们的观念进一步更新，"亚健康"这个名词已经越来越流行，你有时感觉心慌、气短、浑身乏力，但心电图却显示正常；不时头痛、头晕，可血压和脑电图没有什么问题，这时你很可能已经处于"亚健康"状态。

据中国国际亚健康学术成果研讨会公布的数据：我国人口15%属于健康，15%属于非健康，70%属于亚健康，亚健康人数超过9亿。中国保健科技学会国际传统医药保健研究会对全国16个省、直辖市辖区内各百万人口以上的城市调查发现，平均亚健康率是64%，其中北京是75.31%，上海是73.49%，广东是73.41%，经济发达地区的亚健康率明显高于其他地区。面对亚健康状态，一般西医的建议都是以改善生活或工作环境为主，如合理膳食、均衡营养以达到缓解症状的目的，但是需要的时间比较长，且依赖个人的自律。而中医的特色在于可以不依赖西方医学的检测，只根据症状来调整。它的理念是“整体观念，辨证论治”，随着被治疗者的年龄、性别、症状等的不同，调理和干预的方法也各不相同。中医更强调把人当作一个整体，而不是“头痛医头，脚痛医脚”。因为亚健康状态本身就是一种整体功能失调的表现，所以中医有其独到之处。中医理论认为，健康的状态就是“阴平阳秘，精神乃治”，早在《内经》中就有“不治已病治未病”的论述，因此调整阴阳平衡是让人摆脱亚健康状态的总体大法。

社会需求是任何学科和产业发展的第一推动力，因此，近几年来亚健康研究机构和相关服务机构应运而生，蓬勃发展。但由于亚健康学科总体发展水平还处于起步阶段，目前的客观现状还是亚健康服务水平整体低下，亚健康服务手段缺乏规范，亚健康服务管理总体混乱，亚健康专业人才严重匮乏，尤其是亚健康专业人才的数量匮乏和质量低下已成为制约亚健康事业发展的瓶颈。突出中医特色，科学构建亚健康学科体系，加强亚健康专业人才的培养，是促进亚健康事业发展的一项重要工作。由此，我们在得到国家中医药管理局的专题立项后，在中和亚健康服务中心和中国中医药出版社的支持下，以中华中医药学会亚健康分会、湖南中医药大学为主，组织百余名专家、学者致力于亚健康学学科体系构建的研究，并着手编纂亚健康专业系列教材，以便于亚健康人才的培养。该套教材围绕亚健康的主题，以中医学为主要理论基础，结合现代亚健康检测技术和干预手段设置课程，以构筑亚健康师所必备的基础知识与能力为主要目的，重在提升亚健康师的服务水平，侧重培训教材的基础性、实用性和全面性。读者对象主要为亚健康师学员和教师，从事公共健康的专业咨询管理人员，健康诊所经营管理人员，从事医疗、护理及保健工作人员，从事保健产品的生产及销售工作人员，从事公共健康教学、食品教学的研究与宣教人员，大专院校学生及相关人员，有志于亚健康事业的相关人员。

亚健康专业系列教材第一批包括10门课程，具体为：

1.《亚健康学基础》，为亚健康学科体系的主干内容之一。系统介绍健康与亚健康的概念、亚健康概念的形成和发展、亚健康的范畴、亚健康的流行病学调查、未病学与亚健康、亚健康的中医辨证、中医保健养生的基本知识、亚健康的检测与评估、健康管理与亚健康、亚健康的综合干预、亚健康的研究展望等亚健康相关基础理论。

2.《亚健康临床指南》，为亚健康学科体系的主干内容之一。针对亚健康人群常见症状、各种证候群和某些疾病倾向，介绍相对完善的干预方案，包括中药调理、饮食调理、针灸调理、推拿按摩、运动调理、心理调理、音乐调理等。

3.《亚健康诊疗技能》，为亚健康学科体系的主干内容之一。介绍临床实用的亚健康诊疗技能，如各种中医常见诊断方法、常用心理咨询的一般理论与方法技巧、各种检测仪器与干预设备、针灸、火罐、水疗、推拿按摩、刮痧、整脊疗法、气功等。

4.《中医学基础》，为亚健康学科体系的辅修内容之一。系统介绍中医的阴阳学说、五行学说、气血津液学说、脏象学说、病因病机学说、体质学说、经络学说、治则与治法、预防和养生学说、诊法、辨证等中医基础理论。

5.《中医方药学》，为亚健康学科体系的辅修内容之一。着重介绍与亚健康干预关系密切的常用中药和常用方剂的功效、主治、适应证及注意事项等。

6.《中医药膳与食疗》，为亚健康学科体系的辅修内容之一。以中医药膳学为基础，重点介绍常见亚健康状态人群宜用的药膳或食疗方法及禁忌事项。

7.《保健品与亚健康》，为亚健康学科体系的辅修内容之一。介绍亚健康保健品的研发思路及目前市场常用的与亚健康相关的保健品。

8.《足疗与亚健康》，为亚健康学科体系的辅修内容之一。着重介绍亚健康足疗的基本概念、机理、穴位、操作手法及适应的亚健康状况。

9.《亚健康产品营销》，为亚健康学科体系的辅修内容之一。介绍一般的营销学原理、方法与语言沟通技巧，在此基础上详细介绍亚健康产品营销技巧。

10.《亚健康管理》，为亚健康学科体系的辅修内容之一。包括国家的政策法规，亚健康服务机构的行政管理，亚健康服务的健康档案管理等。

在第一批10本教材编写基本完成的基础上，编委会陆续启动了第二批教材的编写，内容主要涉及应用方面。第二批教材计划包括《亚健康经络调理》《亚健康芳香调理》《亚健康音乐调理》《少儿亚健康推拿调理》《亚健康整脊调理》等。

在亚健康学学科体系构建的研究和亚健康专业系列教材的编纂过程中，得到了王永炎院士的悉心指导，在此表示衷心感谢！由于亚健康学科体系的研究与教材的编写是一项全新而且涉及多学科知识的艰难工作，加上我们的水平与知识所限，时间匆促，其中定有不如人意之处，好在任何事情均有从无到有，从不成熟、不完善到逐渐成熟和完善的过程，真诚希望各位专家、读者多提宝贵意见，权当“射矢之的”，以便再版时修订提高。

何清湖

2009年9月于湖南中医药大学

《亚健康芳香调理》编委会

主　编　李菁菁

副主编　樊新荣　于天源

编　委　（按姓氏笔画排序）

于天源　刘东波　刘朝圣

伍丽君　李菁菁　陈楚淘

黄博明　彭　嘉　樊新荣

编写说明

亚健康芳香调理属芳香疗法，它是自然疗法学领域的一部分。芳香疗法的基本原理和针灸治疗、顺势疗法等有共同之处，都是顺应自然界万物的平衡原理，以维持生命本质的平衡。生命的本质是无形的，我们看不见、摸不着、闻不到，甚至无法透过任何形式去分析它，然而我们大家都相信，太阳明天还会在天空升起，花还是会在春天绽开，生命力存在于一切事物中。

精油属于有机物质，能够和我们的身体和谐地互动。它们可以在人体内产生正常化的作用，而不是产生与人体自然循环相违背的不良作用。以大蒜和牛膝草为例，它们对高血压和低血压有双向调整作用，这在化学合成药物中是少有的，这就是有机物质作用的优势。尽管各种植物有其特殊属性，然而精油特殊的作用会依不同的个体需要而自行调整。例如芳香精油可用于抑制感染，与抗生素的效果大致相同。虽然我们现在仍不十分清楚芳香精油如何抑制细菌生长，但芳香精油由于其本身的有机特性却一般不会产生不良作用。人类的身体就如同其他生物一样，是维持在一个不断变化和活动的和谐状态中。在每个疾病的过程中，我们体内都有一个与常规医学治疗原则相同的自愈过程正在进行。相比较于化学药剂，芳香精油是去刺激体内本身的自愈能力，帮助身体恢复健康、平衡状态。

芳香疗法与中医的养生方式有异曲同工之处，经过国内芳香疗法师及中医师的相互借鉴与共同研究，产生出新的芳香疗法养生原则，也就是通、调、养三步养生法，在本课程中也会重点讲解，并作为保健与治疗方法的基本原则。

从远古人类发现香药草植物影响人体健康的奥秘开始，发展至今日，芳香疗法不仅具有丰富的临床使用经验，更逐渐成为当今社会一个热门的辅助治疗学科。

本教材是在充分遵循中医学基本理论的基础上，介绍了芳香疗法的基本理论、制作方法以及在亚健康调理方面的应用，内容注重系统全面，突出实用性，适合作为亚健康专业的教学用书，同时也可作为亚健康事业机构以及各中医养生保健和美体美容机构的培训教材使用。

本书在编写过程中吸取了众多专家学者的宝贵经验和智慧，另外在编写过程中得到了广州市力欣国际贸易有限公司的大力支持，在此一并致谢！由于时间仓促与作者自身的知识水平有限，书中难免有不尽完善之处，敬请读者和同道多提宝贵意见及合理化建议，以便再版时进行补充与完善。

编者

2010 年 6 月

目 录

CONTENTS

第一章 绪 论

第一节 芳香疗法概述

亚健康芳香调理是运用芳香疗法来调理人体亚健康状态，芳香疗法是一种利用芳香植物的纯净精油来辅助消除或缓解亚健康状态的疗法。

芳香疗法所使用的不同气味和颜色的精油是从大自然中各种芳香植物的不同部位提炼而成，如桉树的叶、玫瑰的花、佛手柑的果皮等。这些精油是由一些很小的分子组成，具有易渗透性、高流动性和高挥发性的特点。当它们渗透入人的肌肤或挥发入空气中被人体吸入时，就会对人的情绪或身体的其他功能产生作用，从而调节人体机能，愉悦心境。每一种植物精油都有一个特定的化学结构来决定它的香味、色彩和它对人体的作用，这也使得每一种植物精油具有特殊的功能。

芳香疗法是一种让人感觉自然、亲切的调节人体亚健康状态的方法，它不仅能调理人的生理状态，而且能调节人的心理状态。通过正确使用精油可以协助身体提高自然平衡能力，使人体处于一种相对健康的状态。

第二节 芳香疗法的作用原理

芳香疗法主要是运用芳香植物蒸馏萃取出的精油来进行，精油含酮、酯类化学成分，这些成分决定了它的治疗特性，可通过直接吸入、沐浴、按摩等方式来使用，有改善焦虑、疼痛、疲倦及促进伤口愈合等作用。

精油是从植物的根、茎、叶、花、种子、果皮中蒸馏出来，不是经由蒸馏提炼的则不能称为精油。由于植物精油分子非常细微，因此很容易自皮肤渗透入血液、组织，所以有比较迅速的疗效。因为有些精油的微粒分子作用类似激素，与人体自身的激素发生作用后，可直接影响调理身心的反应。植物精油通过作用于人体各系统，可以帮助人体身心的疏解、调理新陈代谢，达到促进身体健康和心情愉悦的目的。

许多研究提供了精油对改善情绪状态作用的证据。例如 Burnett、Solterbeck 及 Strapp（2004）报告薰衣草及迷迭香精油能减轻健康成人的焦虑，其他研究人员也发现薰衣草及迷迭香精油对情绪改善的作用。研究发现使用薰衣草精油泡脚也能改善癌症末期病人的疲倦感，发现实验组病人的生活品质和焦虑状态明显比控制组病人改善。

第三节　芳香疗法的历史沿革

一、芳香疗法在国外的发展

芳香疗法最原始的运用可以追溯到公元前 4500 年的古埃及，古埃及的人们把植物碾碎后与动物油混合在一起制成香脂、香膏，大量地运用于木乃伊的制作。

古代的印度庙宇建筑采用大量的檀香木，因此庙宇中常年散发着神圣而浓郁的檀香气味。

约 3000 年前的希腊女王有一头乌黑亮丽的迷人秀发，使她成为众人膜拜的偶像，这是因为她持之以恒用迷迭香熬汁来浸泡护理头发。

希腊著名的哲学家苏波拉底常年用杨柳汁泡浴，后人因此受到启发而研制了阿斯匹林，并给予苏波拉底“医学之父”的美誉。

公元 1000 年，一位名为阿维森纳（生于公元 980 年，卒于公元 1037 年）的医师据说是第一位开始使用蒸馏法撷取玫瑰花精油的人。阿拉伯人使用蒸馏法提炼玫瑰、茉莉和其他种类的花的精油。

公元 12 ~ 14 世纪，历史上著名的“十字军东征”令恶性瘟疫“黑死病”爆发，造成无数人死亡。人们惊奇地发现在精油提炼厂工作的工人和周边居民却安然无恙，于是人们更深层次地认识到了芳香精油的医用价值。

十六世纪中叶，法国凯萨琳女王从意大利引进穿戴另类手套的风尚，使得当时人们习惯戴一种含有薰衣草及当地各种药草的香料手套，结果意外地发现这些有戴香料手套的人对于当时一些流行疫疾的抵抗力比一般人高。

1928 年法国化学家盖特福塞惊奇地发现薰衣草精油有神奇的促进细胞再生的功效，从此对植物精油开展深度的研究，并正式提出“芳香疗法”一词，因此盖特福塞被后辈赞誉为“芳香之父”。

1964 年，玛格丽特·摩莉女士更加努力地将植物精油推广应用于精神、生理及皮肤方面的疾病，将精油以特定的按摩手法应用于人体皮肤之上，以求达到植物精油外用的最大功效，从而使芳香疗法的应用范围得以扩展且广为人知，并获得普遍肯定与认同。

对欧美人士而言，芳香疗法是一种生活态度及方式，因此在他们的生活中，充满了许多芳香植物与精油产品，精油成为日常消费品，芳香疗法则成为人们追求自然、健康、舒适的一种方式。

芳香疗法对欧美社会就如同中药对于中国一样，随着现代科技日新月异，虽然制药科学已经非常发达，但因药物易产生较强的副作用，许多崇尚自然生活的人们在遇到身体不适时，反而会寻求芳香疗法师的协助，因为芳香疗法是一种自然、舒适的治疗方式。

二、芳香疗法在中国的应用历史

芳香疗法在中国也有着悠久的历史。勤劳智慧的中华民族在几千年前就已经认识到天然植物对于人体疾病的治疗作用，大量的历史典籍中记录了运用芳香类植物来避邪、防病、保健、疗伤的经验，如古代皇室中广泛运用各种花卉和植物泡浴、净身美容或治病；《本草纲目》中记载了多种芳香类植物对人体的功效。

随着国外芳香疗法的日益发展，我国在改革开放后人民生活水平逐渐提高，人们对于美容保健的需求不断增长，促进了芳香疗法引入我国。进过几十年的发展，芳香疗法已经成为我国辐射面积最广、渗透力最深、发展最稳定、潜力最大的美容疗法。

目前主要的亚健康芳香疗法项目有芳香肾部保养、芳香卵巢保养、芳香子宫保养、芳香温脐养元、五行经络导引、能量冥想等。

第二章　芳香疗法的理论基础

人体的健康是建立在身、心、灵全面的平衡与和谐的基础之上。1978 年在世界卫生组织国际年会上给“健康”下了一个明确的定义，健康不仅仅是指没有疾病与体弱的匿迹，而是身、心、灵、家庭幸福的完整状态。但现代人每日穿梭于喧嚣的都市中，两点式的定律式生活，高负荷的工作压力，使得人们处于精神紧张状态，长此以往，各种病症便潜伏在身体内，慢慢破坏着人体身心的健康，于是亚健康状态就会在体内慢慢建立据点。

汲取大自然灵气的植物精油可以作用于我们身体的各部位，对于人身、心、灵均能起到良好的调节作用，因此与人体的健康息息相关。

芳香疗法主要是用精油来调节人体的亚健康状态，它的作用原理与中医学的理论有众多共同之处，因此我们应该首先了解与芳香疗法相关的中医学理论基础，以便我们能够运用中医学的理论知识，更好地发挥芳香疗法的作用。

第一节　芳香疗法的中医学理论基础

中医理论首先强调整体观，认为人与自然界是一个整体，认为人的各脏腑经络、四肢百骸、内外表里均为一个存在有机联系的整体，当一个部位存在病变时，往往会影响与其相关的部位发生异常反应并表现在外。生命如同一棵树，在自然光影的明灭中，从树杈在四季的风雨中出现的变化上，我们就可以知道深埋在地下的根部情况。中医用符合自然界运行规律的阴阳、五行、气等理论来诠释人体的健康与疾病。

芳香疗法的理论与中医理论有很多共同之处，其中很重要的一点就是均认为人是一个整体，健康是多方均衡的结果，任何一处的异常都可以使得整个身体的某种机能失常；并且都认为每个生命里都蕴含着自愈的能力，身体的异常很多是由于积劳成疾，是身体和心理压力所致，身体的健壮是来源于心灵的自信、乐观和觉悟。芳香疗法提供了一种让我们可以简单调治身体身、心、灵的途径，通过身、心、灵的调整，可以调整人的整体，可以使人体达到阴阳平衡的正常状态。

一、芳香疗法与阴阳

阴阳是中国古代哲学的一对范畴，最初人们用它来表示自然界的各种现象，如表示阳光的向背，向日为阳，背日为阴，后来引申为气候的寒暖，方位的上下、左右、内外，以及运动状态的躁动和宁静等。经过不断观察总结后人们发现，自然界中的一切现象都存在着相互对立而又相互作用的关系，于是就用阴阳这个理论来解释自然界两种对立和相互消长的物质势力，并认为阴阳的对立和消长是事物本身所固有的，是宇宙的基本规律。

阴阳学说认为，自然界的任何事物都包括着阴和阳相互对立的两个方面，而对立的双方又是相互统一、相互联系、相互影响的。阴阳的对立统一运动，是自然界一切事物发生、发展、变化及消亡的根本原因。正如《素问·阴阳应象大论》所说："阴阳者，天地之道也，万物之纲纪，变化之父母，生杀之本始"。所以说，阴阳的矛盾对立统一运动规律是自然界一切事物运动变化固有的规律，世界本身就是阴阳二气对立统一运动的结果。

阴和阳既可以表示相互对立的事物，又可用来分析一个事物内部所存在着的相互对立的两个方面。一般来说，凡是外向的、上升的、温热的、剧烈运动着的、明亮的，都属于阳；内守的、下降的、寒冷、晦暗、相对静止着的，都属于阴。

在中医学理论体系中，处处体现着阴阳学说的思想。阴阳学说被用以说明人体的组织结构、生理功能及病理变化，并用于指导疾病的诊断和治疗。因此可以认为，中医学理论认为可以用阴阳来概括人体正常和异常现象的一切，人体正常时应该是阴阳平衡，就是所谓的"阴平阳秘，精神乃治"，阴阳平和协调保持相对平衡，则人体健康，精神愉快；当出现阴阳某一方面的绝对偏盛偏衰或相对的偏盛偏衰，就是阴阳不平衡，人体就会出现异常反应，即所谓的"阴阳离决，精气乃绝"（指的是人体阴阳失衡的严重状态）。

芳香疗法在对人体进行全面调治的过程中，可以对人体的生理、病理以及心理状态进行各种调节，但归根结底都是调节人体的阴阳，使得人体阴阳的不平衡重新回到健康状态下的阴阳平衡。因此，在运用芳香疗法的过程中，我们应该始终把握阴阳理论这个根本，要灵活运用阴阳理论来分析人体所出现的各种亚健康状态的根本原因，以指导我们正确地制定各种亚健康芳香疗法调治方案。

二、芳香疗法与五行

五行是指木、火、土、金、水五种物质的运动。中国古代人民在长期的生活和生产实践中对自然界和人体进行了长期的观察和总结，将自然界和人体的各种现象和规律用木、火、土、金、水这五种物质的特性和规律来解释，认为木、火、土、金、水是自然界必不可少的最基本物质，并由此引申为世间一切事物都是由木、火、土、金、水这五种基本物质之间的运动变化生成的，这五种物质之间存在着既相互滋生又相互制约的关系，在不断的相生相克运动中维持着动态的平衡，这就是五行学说的基本涵义。

五行学说首先对木、火、土、金、水这五种物质的特性有一个认识。分述如下："木曰曲直"，凡是具有生长、升发、条达舒畅等作用或性质的事物，均归属于木；"火曰炎上"，凡具有温热、升腾作用的事物，均归属于火；"土爰稼穑"，凡具有生化、承载、受纳作用的事物，均归属于土；"金曰从革"，凡具有清洁、肃降、收敛等作用的事物则归属于金；"水曰润下"，凡具有寒凉、滋润、向下运动的事物则归属于水。

五行学说以五行的特性对事物进行归类，将自然界的各种事物和现象的性质及作用与五行的特性相类比后，将其分别归属于五行之中（表2－1）。

表2－1　事物属性的五行分类表

五行	木	火	土	金	水
五脏	肝	心	脾	肺	肾
五腑	胆	小肠	胃	大肠	膀胱
五官	目	舌	口	鼻	耳
五体	筋	脉	肌肉	皮毛	骨
五志	怒	喜	思	悲	恐
五色	青	赤	黄	白	黑

续　表

五味	酸	苦	甘	辛	咸
五季	春	夏	长夏	秋	冬
五气	风	暑	湿	燥	寒

1. 五行之间的相互关系

五行学说认为，五行之间存在着生、克、乘、侮的关系。五行的相生相克关系可以解释事物之间的相互联系，而五行的相乘相侮则可以用来表示事物之间平衡被打破后的相互影响（如图2－1所示）。

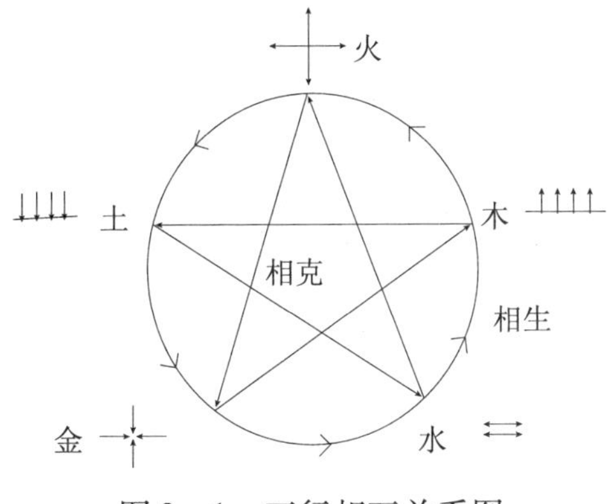

图2－1　五行相互关系图

（1）相生关系：木（肝、胆）生火（心、小肠），火生土（脾、胃），土生金（肺、大肠），金生水（肾、膀胱），水（肾、膀胱）生木（肝、胆）。

（2）相克关系：木克土，土克水，水克火，火克金，金克木。

（3）相乘关系：相乘是指五行之间相克太过，超出了正常的制约关系，造成五行之间的关系失衡。例如金（肺）克木（肝）太过则木（肝）受损失常。

（4）拒纳关系：五行（五脏）之间生纳相交为正常，如金（肺）生水（肾），肾接纳肺气，五脏之间以此类推可形成一个良性循环。反之，五行（脏与脏）之间互不接纳，即逐渐演化为病态。五行之间的拒纳可表现为：木不纳水，水不纳金，土不纳火，火不纳木，中医称之为“子病及母”。

（5）反侮关系：五行之间正常时存在相克关系，但是有时也会出现反克现象。反克也称“反侮”，侮即侮辱。例如：木反克金，金反克火，水反克土，土反克水。

2. 五行与五脏的关系

（1）肝：在五行属“木”，与胆相表里，主藏血，有贮藏和调节血液的功能，故有“肝主血海”之说，人卧则血归于肝。肝主筋，其华在爪，主疏泄，疏发气机。肝气郁结则躁动不安。肝主谋虑，肝郁多躁，谋虑不周。肝开窍于目，众多眼病皆源于肝。

（2）心：在五行属“火”，与小肠相表里。主神明，是高级中枢活动的主宰；主血脉，其华在面；主汗，开窍于舌。

（3）脾：在五行属“土”，与胃相表里。主运化水谷精微，输布全身，维持生命。脾胃为营血生化之源，故称为“后天之本”。脾又主运化水湿，对体内水液的输布代谢有重大影响，脾虚则便溏或水肿；脾主统血，统摄血液于血管内而不外溢；脾主肌肉，故有“脾生肉”之说。脾开窍于口，其荣在唇。

（4）肺：在五行属“金”，与大肠相表里。主诸气，司呼吸，吸入清气与脾运化的水谷精微结合，化为元气，维持生命。肺朝百脉，气推动血运行有赖于肺，参与人体水液代谢，通调水道；肺开窍于鼻，主皮毛，凡皮肤、鼻、咽喉诸症，皆与肺有关联。

（5）肾：在五行属“水”，与膀胱相表里。主藏精，包括生殖之精和五脏六腑之精，故称之为“先天之根”。主水，合三焦、膀胱共同主津液，与肺、脾同司体内水液代谢和调节。主骨，生髓，有充养骨骼、滋生脑髓的作用，故骨、脑的兴衰发育与肾有关；肾主毛发，主骨，牙为骨之余，故牙齿和毛发的荣坚与否和肾有关。肾寄命门之火，为元阴、元阳之所藏，有“水火之藏”、“阴阳之宅”之称；肾上连于肺，故主接纳肺气；肾在上开窍于耳，在下开窍于二阴，耳病诸症以及二便不利皆与肾有关联。

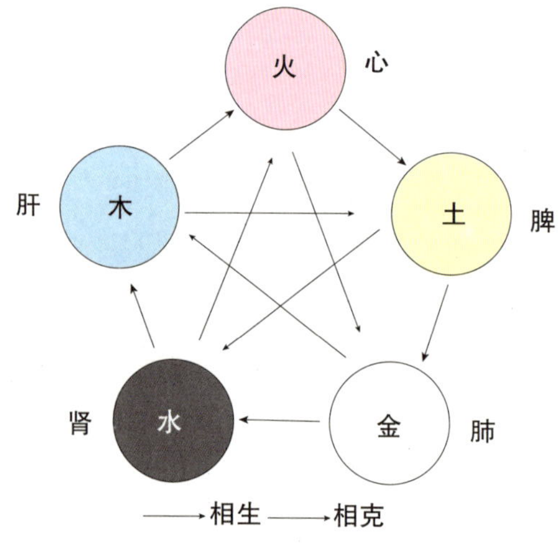

图2－2　五脏之间的相生相克关系图

按照五脏与五行之间的对应关系，五脏之间也存在着相生相克关系，如图 2－2 所示。

中医学应用五行学说以解释人体的生理功能，说明机体病理变化，用于疾病的诊断和治疗。

三、阴阳与五行的关系

阴阳学说主要说明事物对立双方的互相依存、互相消长和互相转化的关系；五行学说是用事物属性的五行归类及生克乘侮规律，说明事物的属性和事物之间的相互关系。在中医学理论中，二者皆以脏腑、经络、气血津液等为其物质基础，都是从宏观自然现象以及人体的变化规律，用取类比象的方法，来分析、研究、解释人体的生理活动和病理变化及人体内外的各种关系，并指导临床辨证与治疗。例如，人体的五脏——肝、心、脾、肺、肾，在阴阳平衡的状态下，相互资生、相互助长，以保持身强体壮、延年益寿，而任何一个脏器受到影响都会累及其他的脏器，与五脏相表里的六腑——胆、大肠、胃、小肠、膀胱、三焦，也同样受累。

四、植物精油的阴阳五行属性规律

生命是大自然的产物，自然特定的环境使得地球生命生生不息，其中包括人类，自然界赋予人类五行的特征，同时也赋予了植物的五行特征属性。植物具有养生、防病及治病的特性是由它所禀赋的天地之灵气的性质所决定的。天然物种生长在不同的地理条件、气候、水土等环境中，汲取、凝结着不同的地理条件、气候、水土等特征，因此极具个性，即阴阳五行属性（表 2－2）。当植物进入人体时，所产生的作用是鲜明的、个性化的。当身体阴寒内盛时，使用具有温热属性的植物进行调节，体内过盛的阴寒便很快被具有温热属性的植物驱散或中和，使人体阴阳重新恢复平衡；当身体阳热内盛时，使用具有阴寒性质的植物物种进行调节，体内过盛的阳热便又很快被寒凉属性的植物驱散或中和，使阴阳重新获得平衡。

表 2－2　　精油的五行属性表

属性	精油名称
木	佛手柑、蓝甘菊、葡萄柚、薰衣草、橘、橙花、欧薄荷、玫瑰、天竺葵、甜橙
火	罗勒、蓝甘菊、洋甘菊、丁香、肉桂、姜、茉莉、月桂、薰衣草、柠檬、柠檬香茅、马郁兰、橙花、玫瑰草、茶树、依蓝、玫瑰、迷迭香
土	佛手柑、洋甘菊、茴香、乳香、天竺葵、葡萄柚、月桂、柠檬、柠檬香茅、橘、没药、甜橙、广藿香、欧薄荷、檀香、岩蓝草、醒目薰衣草、迷迭香
金	雪松、小茴香、松柏、白千层、尤加利、乳香、杜松、没药、绿叶白千层、侧柏、快乐鼠尾草、茶树
水	罗勒、雪松、丁香、绿柏、天竺葵、茉莉、杜松、檀香、依兰、苦橙叶

虽然植物有很好的平衡人体阴阳五行的作用，但是单株或是几株植物的作用是有限的，很多时候可能无法平衡人体的阴寒、阳热，那有什么方式可以加大植物的作用效果呢？那就是植物精油。植物精油是从植物的根、茎、叶、花、果实等部位提取出来的，是大量植物有效成分的汇集，如一滴柠檬精油是由 72 个柠檬提取的。所以用植物精油来改善人体的阴阳五行的失衡会收到快捷、明显的效果。

五、芳香疗法与经络理论

经络是经脉和络脉的总称。经，有路径之意。经脉贯通上下，沟通内外，是经络系统的主干，包括十二经脉、督脉、任脉、冲脉、带脉、阴跷脉、阳跷脉、阴维脉、阳维脉；络，有网络之意。络脉是经脉别出的分支，较经脉细小，纵横交错，遍布全身。经络内属于脏腑，外络于肢节，沟通脏腑与体表之间，将人体脏腑、组织、器官联结成为一个有机的整体，并借此行气血、营阴阳，使人体各部的功能活动得以保持协调和相对平衡。

1. 十二经脉

十二经脉对称地分布于机体的两侧，分别循行于四肢的内侧或外侧，每一经脉分别属于一个脏或一个腑。因此，十二经脉中每一经脉的名称包括上肢或下肢、阴或阳、脏或腑三个部分，如手太阴肺经，足太阳膀胱经，如表 2－3所示。

表 2－3　十二经脉表

太阴		厥阴		少阴		阳明		少阳		太阳	
手	足	手	足	手	足	手	足	手	足	手	足
肺	脾	心包	肝	心	肾	大肠	胃	三焦	胆	小肠	膀胱
手太阴肺经	足太阴脾经	手厥阴心包经	足厥阴肝经	手少阴心经	足少阴肾经	手阳明大肠经	足阳明胃经	手少阳三焦经	足少阳胆经	手太阳小肠经	足太阳膀胱经
手三阴经			足三阴经			手三阳经			足三阳经		
十二经脉											

2. 经络的基本功能

（1）运行气血，温养全身：人体的各个组织器官不仅以气血为基本物质基础，还需要借助气血的温煦、濡养，才能维持正常的生理活动功能；而气血必须通过经络的沟通和传注，方能通达周身，发挥其温养脏腑组织的作用。因此，《灵枢·本脏》说："经脉者，所以行血气而营阴阳，濡筋骨，利关节者也。"

（2）联系全身，协调脏腑：经络既有运行气血的作用，又有联系人体各组织器官的作用，使机体内外上下保持协调统一。经络内连脏腑，外络肢节，上下贯通，左右交叉，将人体各个组织器官相互紧密地联系起来，从而起到了协调脏腑功能枢纽的作用。

（3）抗御外邪，护卫机体：疾病的发生关系到正气和邪气两个方面的因素，经络之所以能够抗御外邪，是因为经络中的十二皮部是一个抗御外邪的屏障，如果经络之气（正气、卫气）不足或不利，则皮部抗邪的屏障作用减弱，就容易遭受外邪的侵犯而发病。

3. 植物精油与经络理论的关系

经络是人体气血的运行通道，它既是营养传送的通道，也是疾病入侵的通道，还可以成为调节人体健康状况的通道。所以当人体亚健康状态发生的时候，我们可以通过这个通道来进行调治。因此掌握中医学的经络理论的规律，我们就可以更好地运用植物精油来调治人体的亚健康状态。同时，我们结合人体阴阳五行的运行与变化规律，运用植物精油本身所具有的阴阳五行特征，通过经络治疗的通道，就形成了芳香疗法调治人体亚健康状态独具特色的项目。

第二节　芳香疗法的“通调养”三步养生法

生命和健康就像是一辆汽车，如果不懂得保养，就会损坏，人就会生病，甚至发生严重的问题。各种严重疾病如肝癌、乳腺癌、子宫癌、胃癌等并不是一天就有的，而是人们长期亚健康状态积累的结果，就像有问题的汽车长时间不修理，就可能到报废的程度了。因此，如果能够学会保养和驾驶人体这部车的技艺，延缓车子损害的程度，则能够带来身体上的健康和保持容颜亮丽。在对待人体亚健康状态调治方面，芳香疗法与中医学有许多共同之处，我们可以归纳整理为“通调养”三步养生。

一、通

人体的健康有赖于全身经脉气血的运行畅通。而现代人的生活由于缺乏运动、工作劳累、压力大、经常伏案工作，致使身体的抵抗能力下降，加之风、寒、暑、湿等很多致病因素的侵袭，导致人体经络不畅通，使人出现疲倦无力、精神不集中、失眠多梦、食欲减退、头昏、头痛、胸闷、心慌、气短，甚至腰背颈肩酸痛、耳鸣、出汗、心烦等现象，这些都是经络气血不通的典型表现，中医学所认为的“通则不痛，痛则不通”就是这个道理。中医学的养生观点认为，人体的经络需要不断地借助自身的气血以及外在物质的疏导，就像是疏通沟渠一样，长时间不疏导就容易出现不畅通甚至阻塞的现象，久而久之很容易造成相关脏腑的问题，所以定期进行经络疏导是缓解和消除亚健康状态的第一步。

按照以上理论，我们可以利用植物精油的特性，通过按摩、熏蒸等方式，使植物精油作用于人体，可以疏通经络、血管、淋巴，清除体内毒素和垃圾，增强体内清洁度，使人精力充沛、体力旺盛、容光焕发。

植物精油之所以能够疏通经络，主要是由于其具有以下特性：

1. 精油的高渗透性

精油是可以入血的，它可以在 3 ~ 5 分钟进入皮肤，5 ~ 8 分钟进入微循环，其小分子量高渗透性的特点能够很好地帮助血液循环，促进新陈代谢。

2. 精油的排毒性

植物精油具有良好的排毒特性，可以帮助带走体内的毒素和废物，疏通血管。

3. 精油有归经的特性

精油源于植物，具有同中药类似的归经的特性，可以有针对性地作用于特定的经脉。如玫瑰精油归肝、脾经，对于肝、脾经所出现的异常状况可以起到良好的调理作用。

4. 精油可以增加气血的推动作用

精油具有一定的植物能量，进入人体后可以补益气血，从而增强人体自身气血对于经络的疏导作用，进一步推动经络中气血的运行。

二、调

植物精油对于人体存在的亚健康状态具有良好的调理作用，这种调理作用可以是双向调节作用，例如对于某一脏腑或某条经络，当存在虚损状况时，植物精油可以起到补益作用；当出现痰湿或气血瘀滞等实证状况时，植物精油可以起到祛除痰湿或活血化瘀的作用。

因此，利用植物精油的调理作用，我们可以调理五脏六腑的功能性失调，改善脏腑的亚健康状况，调节人体自身愈合机能，增强自身免疫力，预防各种循环及代谢问题所产生的疾病。另外，在疏通全身经络的基础上，还可以根据人体出现的症状重点进行调理，如乳房出现肿块，在疏通全身经络之后就可以使用乳香进行乳房结节消散的重点调理。因此，利用植物精油的调理作用，我们就可以快速改善人体存在的亚健康状态。

植物精油调理脏腑经络的作用具有以下优势：

1. 精油具有较强的靶向作用，可以直接作用于身体需要帮助的地方。
2. 精油是天然的植物能量，能很好地激活或调理脏腑。
3. 精油具有抵抗病菌、消毒等作用，同时还可以增强脏腑的免疫功能。
4. 精油能够较彻底地经由呼吸、排汗、排泄等代谢途径排出体外，不增加脏腑的负担。
5. 与一般药品对人体作用有很大的不同，植物精油在进入人体后，不仅可以改善脏腑的问题，对脏腑产生的毒副作用很小或基本没有；而我们一般使用的药品几乎都对脏腑有一定程度的损伤。

三、养

在中医的各种养生法中，特别注重的是养“神”。在中医学范畴中，“神”

有广义和狭义之分，广义的“神”泛指整个人体生命活动的外在表现，可以说神就是生命；狭义的“神”是指人体的精神活动，可以说神就是精神。中医传统理论认为，神是脑物质细微精深的结构和脑的功能活动。狭义的神为心神，藏于心；广义的神藏于脑。广义的神既包括心神，还包括魂、魄、意、志、思、虑、智等内容。脑神是各神之首，精神、意识、思维、知觉都是在脑神的作用下产生的；心神、肝魂、肺魄、肾志、脾意亦在脑神的作用下，发挥各自的生理功能；关节的活动，皮肤的感觉，眼、耳、鼻、舌的作用同样都离不开脑神。

中医认为“神”可以调节人体形体的动与静，精神的兴奋与抑制，情绪的喜、怒、哀、乐、爱、恶，个性的刚与柔、静与躁，身体的屈与伸等等。这是“神”的调节与控制功能。中医还认为神可调节阴阳，让生命物质运动处于最佳状态，保证身体健康。所以中医养生认为养神才能养形，调神是养生的核心。

植物精油由于其本身所具有的特殊的芳香气味，可以通过人的嗅觉系统迅速进入人体，可以起到愉悦心情、均衡身心系统、疏解压力、活泼精神意识等作用，这就是中医学所说的养“神”的作用。通过养“神”，进而可以对人体的脏腑经络系统产生良好的调节作用。因此，通过植物精油的养“神”作用，我们可以对人体的各种亚健康状态进行有效的调理。

植物精油对于养“神”具有以下优势：

1. 精油具有对身、心、灵综合疗养的效果。

2. 精油能够舒缓紧张情绪，镇静，安抚及平衡心理和情绪，对心灵有极佳的放松和调节效果。

3. 精油可激励和回复精神，提升生命心灵的境界。

4. 精油也可以是一种营养品，可以补充身体能量。

第三节　精油对人体各器官系统的疗效

精油可以对人体的各部位器官系统产生疗效，进而使人体的亚健康状态得到疏解与改善。以下就针对植物精油重点发挥作用的器官系统作一简要介绍。

1. 神经系统

芳香疗法最具特色的功能作用所针对的就是神经系统，这种作用大多利用人体的嗅觉系统接受植物精油的作用来实现，因为嗅觉是人类或其他动物最敏感的器官。植物精油的气味作用于神经系统，可以产生心理层面的影响，可以改善人的心情，进而对人体的亚健康状态产生良好的调节作用。在所有植物精油的使用方法中，熏香是作用于神经系统的最佳选择，因为熏香是植物精油使用中较简单又能迅速感受到芳香疗法作用的方式。

2. 呼吸系统

呼吸系统出现异常最常见的是流行性感冒引发的鼻炎、喉炎等相关症状以及肺炎、支气管炎、哮喘等疾病。植物精油作用特点中重要的一项就是有抗菌、抗病毒特性，对呼吸系统病症中最常见的咳痰、支气管痉挛以及咳嗽等症状很有效，所以当人体出现呼吸系统的亚健康状态时，以芳香疗法来调理是很好的选择。利用植物精油来调节呼吸系统亚健康状态的方法以蒸汽吸入和热敷法为主，少部分要用到精油按摩法。目前通过医学实验已经证明尤加利精油对 A 型流行性感冒有很好的效果；其他像佛手柑、黑胡椒、快乐鼠尾草、欧薄荷、百里香、松、茶树、薰衣草以及柠檬精油等，都是调理呼吸系统亚健康状态的上选精油。

3. 消化系统

消化系统是人体消化吸收食物养分最主要的器官，对保持人体的健康状态有十分重要的意义，人体的亚健康状态由消化系统异常所引起者占有较大的比例。植物精油对于人体的消化系统有着良好的调节作用，芳香植物早在几千年前就为人类烹调食物所用，如迷迭香、茴香、欧薄荷和豆蔻等，这些植物可刺激胃肠神经血管，促进消化液分泌，有健胃行气的功效。植物精油凝炼了芳香植物中的有效成分，对人体消化系统具有良好的抗痉挛、舒缓的功能，与一部分作用于消化系统的中药疗效有异曲同工之妙。芳香疗法运用于消化系统亚健康状态时，多采用熏香、背腰部脊椎按摩、胃部腹部热敷或按摩以及浸泡患部等调理方式。

4. 泌尿生殖系统

从肾脏、输尿管到膀胱的泌尿系统因男女性别的差异，容易出现的亚健康状态以及疾病也不同。女性的尿道较男性短，因此较容易发生泌尿系统的感染，病菌容易沿着尿道向上蔓延，感染膀胱，甚至引发肾炎；男性因为具有前列腺组织，在中年以后容易肿大，从而可以影响排尿。

对泌尿系统亚健康状况有调理作用的精油大部分是有杀菌效果的精油，如檀香、杜松子、快乐鼠尾草、百里香、尤加利、迷迭香、松树、马郁兰、佛手柑以及洋甘菊精油等，尤其是檀香、杜松子精油对葡萄球菌感染特别有效。

另外，由于许多精油都有促进人体激素分泌的功效，因此对于生殖系统的亚健康状态也有良好的调理作用。生殖系统亚健康状态的芳香疗法调理以臀部浸泡、按摩与冲洗等方式使用精油。但孕妇并不适合使用，甚至应该绝对禁止使用，以免造成流产。

5. 肌肉、关节

由于植物精油对于人体经络系统具有良好的疏通作用，因而对于人体肌肉、关节所出现的亚健康状态具有良好的调理作用，特别是对于痛风、风湿性关节炎等具有显著的功效。

6. 皮肤

皮肤是覆盖人体表面的重要器官，它的功能不仅仅只是保护身体的其他器官系统，还有吸收、排泄等功能；另外，皮肤的色泽和质地是反映人体容貌最重要的方面。皮肤除了可调节体温，隔绝水或一些对人体有害的物质进入身体外，它还会分泌一种油脂及汗水，所以有排除身体毒素的能力，排汗就是排毒最直接的方式之一。如果体内有大量的毒物要透过皮肤排出，超过了皮肤排泄所能负荷的限度，就会以异常状况反映在外，出现诸如痤疮、过敏等皮肤最常见的问题。

皮肤是芳香疗法使用植物精油最直接接触的器官，由于植物精油均为小分子量物质，对于人体皮肤具有高渗透性，因此植物精油对皮肤具有最迅速和直接的作用，因而可以用于调理皮肤所出现的各种亚健康状态。对于人体脏腑异常所引起的皮肤的亚健康状态，植物精油通过对皮肤的直接调理作用和对脏腑的间接调理作用，从治标和治本的角度同时发挥作用，从而对表现在外的皮肤亚健康状态具有良好的调理效果。

第三章　关于植物精油的基础知识

第一节　概　述

精油是通过蒸馏法、压榨法等提炼方法，从植物的花、叶、茎、根或果实中萃取的挥发性芳香物质。

精油是一种高度浓缩的芳香提取物，提炼自各种芳香植物，提取部位包括花朵、草叶、针叶和细枝、果皮、种子、树木和根等。所有的植物都会进行光合作用，它的细胞会分泌出具有芬香气味的分子，这些分子则会聚集成香囊，散布在花瓣、叶子或树干上。将香囊提炼萃取后，即成为我们所称的“植物精油”。精油可由250种以上不同的分子结合而成。在大自然的安排下，这些分子以完美的比例共同存在着，使得每种植物都有其特殊性，这就决定了精油对人体的奥妙作用比较宽广。

精油是由一些很小的分子所组成，它们非常容易溶于酒精或乳化剂，尤其是脂肪，这使得它们极易渗透入皮肤，且通常与脂肪纤维混合而进入体内。当这些精油分子挥发时，它们可以被数以万计的细胞所吸收，也可由鼻腔经呼吸道进入身体，通过多种途径进入人体的神经系统，从而控制情绪以及身体的其他主要功能，所以在进行芳香疗法过程中，精油可强化生理和心理的机能。每一种植物精油都由一个化学结构来决定它的香味、色彩、流动性和它对人体系统作用的方式，也使得每一种植物精油有特殊的功能。

一、精油与化学合成分子的差异

化学合成分子具有一定程度的毒性，因此在用化学合成物治疗时，必须明确了解病因以及个体的差异，以准确掌握使用剂量。如使用过量，化学合成物将毒害我们的身体，如果剂量不足又无法产生实质的效应而徒留毒害。

三个甚至更多的化学分子随机组合而成的合成物，其所产生的效应有太多的可能性，人类要解读及预测已非易事。

精油可以说是植物的荷尔蒙，它拥有与人类相同的构成物质及生命能量。精油的分子极细，渗透力较强，因此能极为有效地进出身体而不会留下毒素。根据研究显示，精油不会像化学药物一样容易残留在体内，它可以由尿液、出汗、呼气等而被排出，对正常健康的人而言，排出的时间大约需要3~6小时；即使对健康状况差一些的人而言，也在14小时以内。

从广义的角度来看，植物本身就是化学物质的制造工厂。当精油进入人体内，人等于服食了植物的精华。因此我们可肯定的是，使用精油可以使人体组织更强壮，更具有活力。

二、精油与植物的关系

我们并不清楚植物为什么会产生精油，但我们从精油对植物的功用这个角度去了解精油与植物的关系，如图3-1所示，我们可以了解精油对植物的作用。

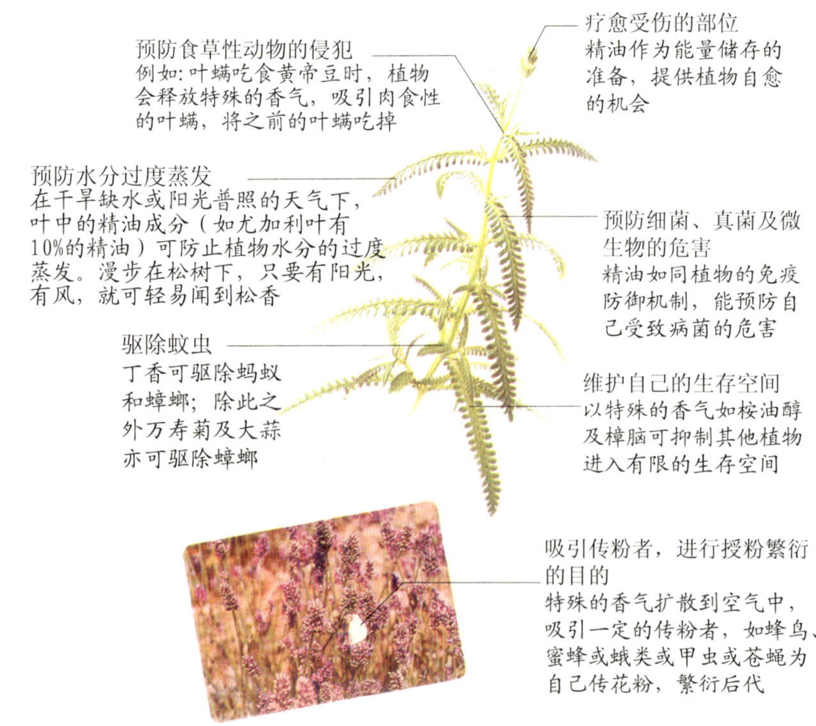

图3-1 精油对植物的作用

三、植物精油与人体的关系

植物精油对人体有着相当广泛的作用。为了更好地理解和运用植物精油对人体的作用，依据中医学“天人相应”的理论，我们初步总结了植物精油提取部位与对人体作用的近似对应关系，简单介绍如下：

1. 根部　相当于人的大脑，可以调节人体的神经系统，平衡情绪。

2. 树干　相当于人的躯干和四肢，可以调节人的运动功能，消除身体疲劳，强健肌肤。

3. 树皮　相当于人的分泌器官，可消除皱纹、杀菌、除臭。

4. 树叶　相当于人的呼吸系统，可以调节平衡，帮助皮肤吸收氧气。

5. 花朵　调节生殖及内分泌系统，有加强荷尔蒙分泌的功效。

6. 果实　可以提升器官的潜能，协调各器官系统。

7. 种子　可以延缓衰老、活化细胞，还可安宁心境。

四、植物精油的价值及保存的要求

精油的价值不只在其中所含的合成物质繁多，而在于这些合成物质组合在一起所产生的特殊效应。如果将这些物质单体以化学的方式合成以后再重组，却得不到原来精油的效果。例如：茶树精油杀菌效果非常好，但是单独将其中所含的萜品烯－4－醇（40%）、珈玛萜品烯（28%）组合则在效果上大打折扣。薰衣草精油治疗烧烫伤的效果很好，但是将薰衣草的主要成分分析出来，再以化学合成方式重组，就达不到原来的效果。因此精油的价值在于它很难被其他物质所取代。

精油之所以被称为“液体黄金”的另一个原因，就在于它的稀有。由于植物精油的制造过程很烦琐，原料取得不易，无法大量生产。植物栽植时如果受到农药喷洒，其所萃取出来的精油则不能具备最好的效果有问题。植物也有适合栽种的区域，同样的植物在不同区域、不同气候下生长，所提取出来的精油的效果也会不同，受过污染与未受过污染的植物也有差异；加上精油的提炼需要大量的原植物，200 千克的薰衣草只能提炼 1 千克的精油，2～4 吨的玫瑰只能提炼 1 千克的精油，3000 个柠檬才能提炼 1 千克的精油。因此，遇到作物欠收或是储存的问题，都会影响精油的生产量。

植物精油不仅难以用化学的方式合成，而且必须在植物活性最大的时候提炼，如果植物枯萎了，就失去了它的价值。提炼出来的精油的保存时间、保存方式也关系到精油是否变质或失去活性，一般纯精油的保存期均为 2 年，2 年后纵使香味不变，其活性也可能已经丧失了。

经过萃取的精油在保存时，一定要用褐色或其他深色的瓶子保存，避免阳光直射，并且存放在阴凉处，以免高温而产生变质。

第二节　植物精油的分类

植物精油的分类方法主要有两种，一种是按照精油的成分进行分类，另一种是按照精油的功能进行分类，以下作一简要介绍。

一、按精油成分分类

1. 单方精油

从单一种植物中提取的精油称为单方精油。这种精油除薰衣草外不可直接用于皮肤，必须以基础油稀释后才可使用。

2. 单方稀释油

一种单方精油与基础油调和在一起称为单方稀释油。如梵媞精油中稀香油属于此类，可直接用于皮肤。

3. 复方纯精油

由两种或两种以上的单方精油混合在一起称为复方纯精油。如梵媞精油中特配精油属于此类。但复方纯精油不可直接用于皮肤，必须用基础油稀释后方可使用。

4. 复方稀释油

由两种或两种以上的单方精油或复方纯精油按一定比例与基础油调配在一起称为复方稀释油。如梵媞精油中复方精油属于此类，可直接用于皮肤。

5. 基础油

这里所讲的基础油都是植物油。由于植物油有很强的融合性和亲肤性，所以被用于植物精油的调和使用，使植物精油的浓度降低，让精油的功效充分发挥出来。另外，植物油不仅可以帮助植物精油在皮肤延展作用面积，其本身也有许多营养物质和医疗特性。

植物油的来源是萃取自蔬菜、种子或坚果等一些具有商业价值而大量栽种的植物。因此基础调和油能快速溶解精油，同时携带精油渗入皮肤。

二、按精油作用分类

1. 解表类精油

凡是以发散表邪、解除表证为主要作用的药物，称解表药，又称发表药。该类药物辛散轻扬，主入肺、膀胱经，部分药物有利尿退肿、止咳平喘、止痛、消疮等作用，主要用于治疗身体恶寒、发热、头痛、身痛、无汗或有汗不畅、麻疹、风疹等表证。使用解表药必须根据四时季节气候的变化及患者体质不同而恰当选择、配伍用药。冬季多风寒，春季多风热，夏季多暑湿，秋季多兼燥邪。根据外感风寒、风热表邪的不同，相应选择不同的药物和配伍。

芳香疗法在调理偏于表证的亚健康状态时，其调理原则与中医学对于表证的治疗一致，也需要在准确辨证的基础上选择具有相应调理作用的植物精油。因为植物精油是植物提炼的精华，所以有时在调理功能上可以具备有多重性，现归纳如下，以作参考。

（1）发散风寒类精油：姜，紫苏，芫荽，白芷，广藿香，罗勒，豆蔻，肉桂，茴香，胡椒，安息香，橙，檀香，茉莉，乳香，鼠尾草，天竺葵，百里香，马郁兰，薰衣草，迷迭香。

（2）发散风热类精油：薄荷，尤加利，罗勒，橙，佛手柑，牛膝草，鼠尾草，杜松，芹菜，薰衣草，迷迭香。

（3）清热类精油：薄荷，洋甘菊，茶树，尤加利。

（4）清热泻火类精油：薄荷，佛手柑，苦橙花，丝柏，茶树，万年青，橙花。

（5）清热燥湿类精油：安息香，佛手柑，苦橙花，檀香，玫瑰，乳香，没药，橙花，芹菜，茶树，佛手柑。

（6）清热解毒类精油：尤加利，薄荷，丝柏，洋甘菊，柠檬，苦橙，茶树，佛手柑，薰衣草，天竺葵，芹菜。

2. 祛风湿类精油

凡以祛除风寒湿邪、解除痹痛为主要作用的药物，称为祛风湿药。祛风湿药主要有祛风散寒除湿的作用，适用于风寒湿邪侵袭所致的肌肉、经络、筋骨、关节等处疼痛、关节肿大、屈伸不利等症。这部分药物具有舒筋活络、止痛、强筋骨的作用。以下芳香疗法所用的精油在调理风、寒、湿邪所导致的亚健康状态时，具有与祛风湿药类似的功能：橙，佛手柑，柠檬，丝柏，葡萄柚，橙花，玫瑰，欧白芷，乳香，快乐鼠尾草，天竺葵，杜松，胡萝卜子油，百里香，洋甘菊，迷迭香，马乔莲，甜橙，肉桂，茉莉，牛膝草，芹菜，葡萄柚，万年青，薰衣草，罗勒，广藿香，茴香，橙花，丁香，檀香，丝柏。

3. 补虚类精油

凡能补益正气，增强体质以提高抗病能力，以治疗虚证为主的药物，称为补虚药，亦称补药或补益药。植物精油中的一些品种在调理亚健康状态时具有与补虚药类似的作用，称为补虚类精油。它可增强机体的免疫功能，改善脂质代谢水平，作用于神经系统可提高学习记忆功能，并可调节内分泌功能。

补虚类精油主要有：欧白芷，罗勒，月桂，安息香，黑胡椒，茴香，豆蔻，肉桂，丁香，大蒜，姜，芫荽，乳香，檀香，香茅，松针，广藿香，牛膝草，杜松，迷迭香，茉莉，百里香，快乐鼠尾草。

4. 补阳类精油

补阳类药物性多甘温或咸温或辛热，能温补人体之阳气。因肾阳主一身之阳气，为诸阳之本，故补阳多以温补肾阳为主，另外还包括补益心阳、补益脾肺之阳气等。

补阳类的植物精油主要有：肉桂，茴香，胡萝卜子，茉莉，玫瑰，薰衣草，广藿香，茴香、檀香，胡椒，鼠尾草，马郁兰，薰衣草，迷迭香。

第三节　植物精油的作用及特性

1. 植物精油的作用

（1）净化空气与杀菌：由于精油有抗菌防腐的成分，所以它有抗菌、抗微生物及抗病毒的特性。

（2）提供细胞营养：因为精油含有维生素、抗生素，所以能提供我们身体细胞的营养。

（3）平衡身心灵：精油最重要的特质是气味，它会影响大脑的边缘系统，作用在嗅觉上，微小的芳香分子更会在中枢神经上引起心理以及生理不同层次的反应。

（4）调节免疫功能：芳香精油有助于增强身体的免疫系统功能，帮助抵抗各种病菌、病毒的攻击。

（5）具有天然的防腐特质。

2. 精油的特性

（1）高渗透性：芳香精油的渗透性是非常强的，约3分钟进入表皮，约5分钟进入真皮，约7分钟进入皮下组织，一般10～12分钟进入血液及淋巴循环。

（2）抗病毒性：任何一种芳香精油都具有或多或少的抗病毒性及杀菌性。

（3）少副作用性：芳香精油进入体内后，正常人4～12小时基本完全排出体外，肥胖及亚健康状况严重者，24小时内基本完全排出体外，主要通过汗液、尿液及呼吸道的途径排出体外。

（4）高疗效性：芳香精油是芳香本体植物成分浓度的几十倍，因而有效物质含量高而疗效显著。

（5）高精密度性：芳香精油分子极其微细，约为人体细胞分子大小的1/500，所以能轻而易举地渗透引入人体。

3. 植物精油作用的三大特点

（1）杀菌：精油不但对细菌有效，对一般病毒及微生物也有良好的杀灭作用，所以有人将少量精油用熏蒸法使其挥发进入空气，达到杀菌及消除异味的双重功效。

（2）再生：精油不但可以促进细胞再生能力，帮助伤口愈合，且具有延长细胞生命，使细胞延迟老化的作用。

（3）解毒：一旦精油进入人体，就可以帮助血液循环，净化血液，帮助淋巴循环，加速毒素的代谢，净化组织液体，排除细胞代谢后的废物及毒素，使细胞保持健康状态。

第四节 植物精油的萃取方法

精油是植物二次代谢的产物，组成成分复杂，必须以适宜的萃取方法处理不同化学性质的精油，以保留最珍贵、最完整的精油。本章将介绍萃取精油常用的方法，了解萃取法将有助于我们更珍惜及善用手边的精油。植物精油的萃取方法主要有以下六种。

1. 蒸馏法

这是大部分植物精油的提炼方法。将植物原料放进容器中隔水加热，植物中的精油成分会随热气而呈雾状释放出，与水蒸气结合，通过细细的管道在冷凝槽中冷却成液体，再利用水与精油的比重、密度的差异分离出精油。例如薰衣草、迷迭香等就是用蒸馏法萃取生产。

2. 挤压法（压榨法）

挤压法（压榨法）就是通过物理挤压的方法从植物中获得精油，主要是用于柠檬、橘、佛手柑、甜橙及其他柑橘类果实萃取精油的生产。上述植物的精油存储在果实外皮表面下的组织囊中，所以只需靠简单的挤压便能取得。

在 1930 年以前，挤压法皆由人力操作，把天然油从果皮中挤出，这种方式较耗人力，所以成本高昂。现在挤压法萃取植物精油是由专用机器来处理，当果皮在机器内翻转时，会被钉状物划破表皮，使细胞内的精油、汁液等细胞组织留在机械内，然后用离心机将油水混合物进行分离即可。

3. 脂吸法

当萃取受温度影响容易破坏的花朵如茉莉花、玫瑰花的成分时，脂吸法是另一种选择。传统的方法是将一片片的花瓣放在动物性的固态脂肪中，2 ~ 3 天再放新的花瓣，直到动物脂肪已吸满花的香气（大约重复 20 次左右）。这样处理得到的产品的特殊名称是香油脂。香油脂加热后再用其他植物油稀释，即可用来按摩。

若要提供液态的花类精油，则必须再取溶剂如酒精与香油脂充分混合，使精油溶在酒精内，再以低温加热的方式使酒精挥发，留下精油。这类萃取法所得精油的名称是原精。原精除了精油成分以外，可能还有其他植物蜡质，在低温时易凝结，若以手温化即可恢复液态。

但是，脂吸法由于需要大量的技术劳动工人操作，成本高、产量小，目前在工业化生产中很少工厂以此法萃取花类精油。

4. 溶剂萃取法

溶剂萃取法主要用于生产其他方法较难萃取的精油或含量少或怕高温的精油，例如茉莉、玫瑰、洋甘菊、玫瑰果等，以此法取代过去的脂吸法。

一般以较低燃点的挥发性溶剂淋在植物含精油的部位上进行萃取，所萃取出的物质包含精油、蜡质及一些可溶于溶剂的物质。经过低温蒸馏，即可留下较精纯物质与较少的蜡质，这一步骤的产物称之为凝香体；若是树脂类的精油，就称为香料浸膏。凝香体必须再经过挥发溶剂如酒精的低温拌煮，使之与酒精结合，并使蜡质、脂肪等杂质分离出来，同时在低温下让酒精挥发，留下的精油称为原精。

5. 浸渍法

浸渍法通常用于从花朵中提取植物精油。采收后的花朵被浸在热油脂中，让油脂透过植物的细胞壁，吸收其天然油，以离心机或过滤器筛出后再投入新鲜花朵，如此反复约十几次，然后饱含精油的油脂再以吸附法处理即可得到植物精油。

6. 超临界二氧化碳萃取法

超临界二氧化碳萃取法是目前最新的萃取技术，属于另类的溶剂萃取法，该法以二氧化碳为介质，是近几年才研发出来的，虽然成本昂贵，却有着其他萃取方法不能具备的优势。由于该法萃取的过程是在极低温下进行，所萃取得的精油几乎是毫无瑕疵，且精油本身也不含任何残余物，因此该法可获得高质量的精油。

第五节　植物精油的鉴别方法

目前业界流行的精油鉴别方法有很多，尤其是在台湾用绵纸和水溶的方法都看起来很有道理，但却遭到了国内一些专家的质疑。在这里我们介绍 10 种简单有效的鉴别方法，希望能够起到抛砖引玉的作用。需要另外说明的是，以下的精油鉴别方法都不是绝对的，使用者应该在不断的购买和使用过程中总结并获取更多的经验。

1. 看价格

植物精油主要采用蒸馏法提取，一般 100 千克的花草可提炼出 2 ~ 3 千克的精油，因此真正的精油价格不会太便宜。目前可供参考的市场价格是：普通精油如甜橙每 10ml 为 20 元左右，名贵精油如保加利亚玫瑰每 10ml 至少在 3000 元以上。应该到正规大型的商场或专业美容机构购买。如果一些自称是进口的精油，价位却比国产的还便宜，其真假自然就不言而喻了。

2. 看用法

除了玫瑰、茶树、薰衣草等少数品种外，绝大多数纯精油是不可以直接用于皮肤的，否则会造成灼伤、脱皮。如果商家介绍所售的精油可以直接用于皮肤，并且注明是纯精油，那就说明该精油的质量存在问题。所以一定要分清基础油和纯精油的不同。

3. 闻味道

多数纯精油味道柔和醇正。因为植物精油100%是从植物中提取的，所以纯正的精油都有一种难以言喻的自然植物的味道（虽然气味不一定好闻）。用香精调配的精油味道略刺鼻，长期使用这样的精油有百害而无一利。纯精油刚入鼻时味道一般不是很冲，但有回味，到后脑时会有一种旷野的感觉。并且每个人对它的感觉也不尽相同，它的前味、中味、后味各不相同。

4. 看包装

精油通常会保存在深色密封的小玻璃瓶中，并用特殊的耐强酸强碱的瓶盖密封，以防止日光直射及氧气渗入，这样精油才不易挥发、变质。在良好的保存环境下（常温），通常可以保存2年，但少数品质特别好的精油可保存4～5年，柑橘类精油也可保存1～2年。用配有滴头的瓶子包装的产品一般是3%～10%之间的稀释精油，不是纯精油。纯植物精油的标签上应标明纯度（如图3－2举例所示）。

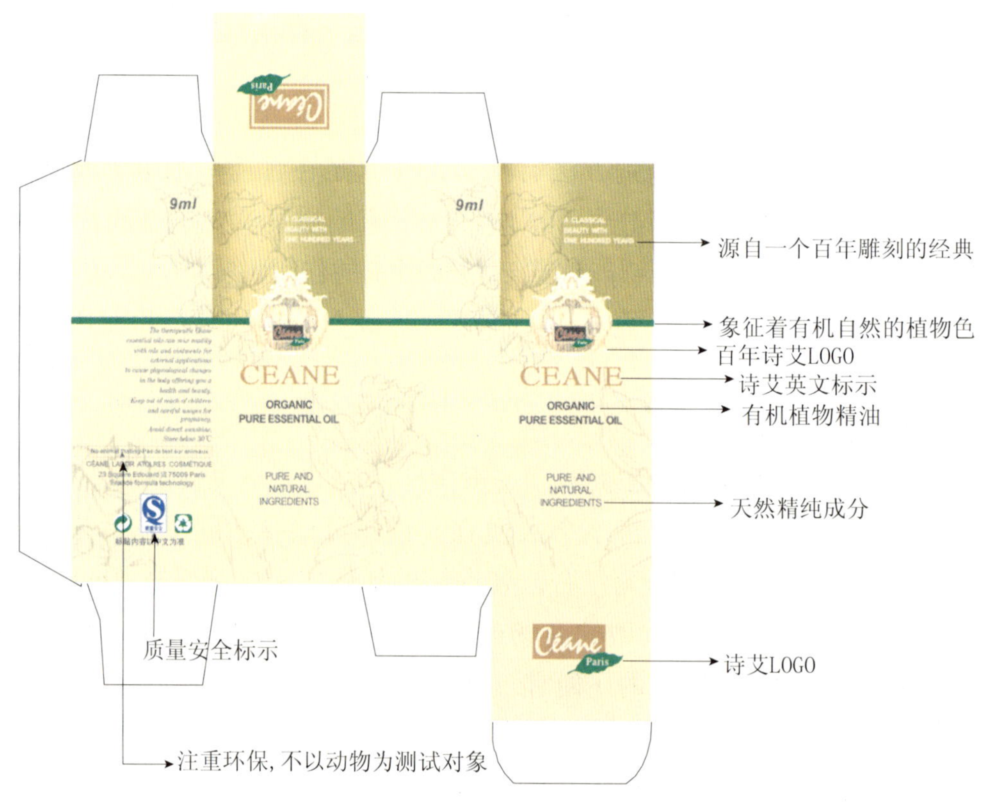

图3－2　法国诗艾有机精油的标签

6. 看比重

一般来说，草类精油的比重是最小的，滴入一杯水中会快速散开，水面会呈现浮油状态；树脂类精油分子最重，滴入一杯水中可整滴完整地落入杯底，不易溶于水。花类精油中比较特殊的蓝甘菊的比重也高于水，且不溶于水，与树脂类精油类似，会整滴直入水底，可看出晶莹剔透的墨绿色精油珠。

7. 看颜色

有些植物精油具有特殊的颜色，例如德国洋柑橘精油，因为含有相当珍贵的成分“蓝烃”，它的颜色是深蓝色的，有浓厚的药味。

8. 看质地

通过看质地也可以辨别精油的质量，品质越纯的精油渗透力越强。将测试的精油轻擦在手背或手腕内侧，再用指尖稍微按摩几下，品质好的精油会在瞬间被吸收，而且不会在皮肤上留下亮晶晶的油脂成分。另外也可以通过观察精油中是否含有杂质来辨别精油的品质，如传统的冷冻压榨法从果皮中压出的精油，其中会留下少许的残渣，这会使产品品质不佳。

9. 看融合度

品质纯正的精油亲油性很强，调配在基础油内时将完全融合，两者分子也完全结合。如果精油中含有化学合成品或蜡质，则不能与基础油充分融合。

10. 看产地

萃取精油的植物会因产地不同而品质有差异。土地的质量、气温、湿度和种植的水平、收成的时间和处理的方法等都直接影响到其所产精油品质的优劣。所以选择精油时应该注意该植物的产地，如玫瑰精油是保加利亚所产为佳。

第六节　有机精油

目前，人们越来越肯定“有机食品”对人体的重要性，但是对于有机精油，人们似乎还不完全明白其价值。其实精油自古埃及时代就被用来治疗及疏解人体的种种不适，或是经过直接的涂抹，或是经由间接的呼吸进入体内。一旦精油的来源植物经过除虫剂、除草剂、人工肥料等的污染，再经皮肤或呼吸由人体吸收，不但它的疗效打了折扣，更甚者人体也一并受到化学药剂的污染，更是得不偿失。为了保证精油的品质，必须首先严格控制提取精油的原植物的品质，由此便产生了有机精油。

在不受污染的土地、水源及空气的环境下，以天然的施肥方式（例如动物的排泄物及植物之自然腐化肥料），不用人工药剂除虫除草来种植植物，包装过程中不用化学物质或防腐剂，以这样的方式种植出来的植物所提炼的精油，就是有机精油。由于避免了农药、化肥、除草剂等化学物品的影响，从而保证了精油的品质；同时，由于没有各种催长剂对植物的伤害，从而保证了精油的功效。

1. 天然精油与有机精油的区别

有机精油萃取于有机环境下生长的植物，而非有机精油萃取于一般非有机环境下生长的植物。有机环境与非有机环境的区别在于：有机环境中灌溉植物的水源得到很好的净化，不使用江河水源或者雨水直接灌溉；种植植物的土壤也是得到严格的净化，植物园区空气的各项指标也必须达到有机的标准，给土壤施用的化肥也没有添加任何化学制剂；就连杀虫剂的使用也会得到非常严格的控制。在这样的环境中生长起来的植物才是最健康、最没有污染、最还原于自然的植物，因此从这种植物中萃取的精油也就是最纯正无污染的，所以有机精油的价格一般也会很高。但非有机环境下生长起来的植物一样能萃取精油，这样的精油也可以称作为天然植物精油，但它们所拥有的“植物激素”的功效当然无法和有机精油相提并论。

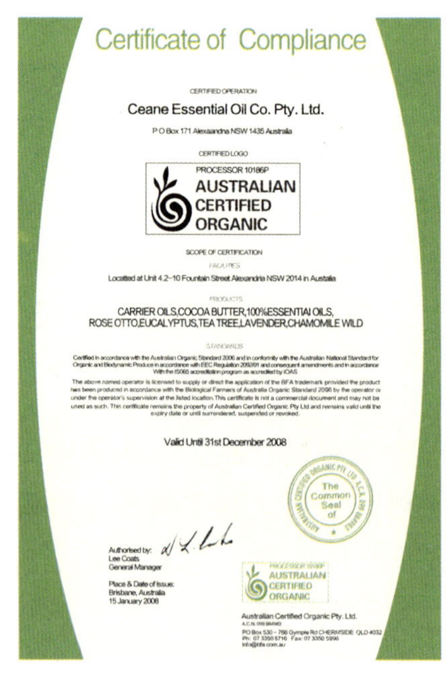

Certificate of Compliance

CERTIFIED OPERATION

Ceane Essential Oil Co. Pty. Ltd.

P O Box 171 Alexaandna NSW 1435 Australia

CERTIFIED LOGO

PROCESSOR 10186P
AUSTRALIAN
CERTIFIED
ORGANIC

SCOPE OF CERTIFICATION

FACILITIES

Locatted at Unit 4.2–10 Fountain Street Alexandria NSW 2014 in Austalia

PRODUCTS

CARRIER OILS,COCOA BUTTER,100%ESSENTIAI OILS,
ROSE OTTO,EUCALYPTUS,TEA TREE,LAVENDER,CHAMOMILE WILD

STANDARDS

Certified in accordance with the Australian Organic Standard 2006 and in conformity with the Australian National Standard for Organic and Biodynamic Produce in accordance with EEC Regulation 2092/91 and consequent amendments and in accordance With the IS065 accreditation program as accredited by IOAS

The above named operator is licensed to supply or direct the application of the BFA trademark provided the product has been produced in accordance with the Biological Farmers of Australia Organic Standard 2006 by the operator or under the operator's supervision at the listed location. This certificate is not a commercial document and may not be used as such. This certificate remains the property of Australian Certified Organic Pty Ltd and remains valid until the expiry date or until surrendered, suspended or revoked.

Valid Until 31st December 2008

The Common Seal of

Authorised by:
Lee Coats
General Manager

Place & Date of Issue:
Brisbane, Australia
15 January 2008

AUSTRALIAN
CERTIFIED
ORGANIC

Australian Certified Organic Pty. Ltd.

PO Box 530 – 766 Gympie Rd CHERMSIDE QLD 4032
Ph: 07 3350 5716 Fax: 07 3350 5996
info@bfa.com.au

有机认证

Céane 薰香的滅菌報告

AGROHALL

Bactericidal effect of the Céane

Conditions of the carrying out of the tests

Results obtained

Conclusion

AGROHALL

Céane 薰香的滅菌報告

測試條件

測試結果

結論

灭菌证书

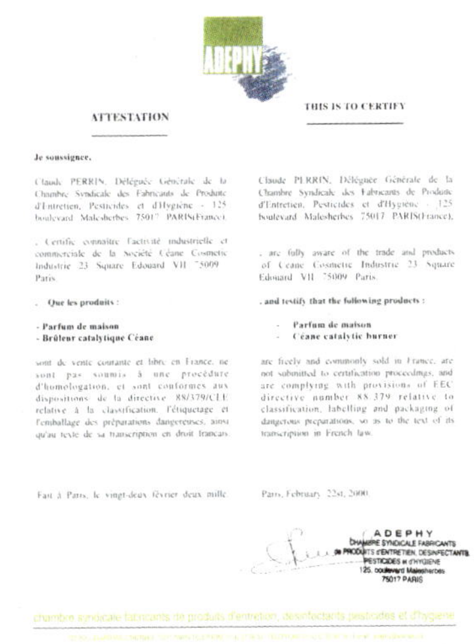
ADEPHY

ATTESTATION

THIS IS TO CERTIFY

Je soussignee,

Claude PERRIN, Déléguée Générale de la Chambre Syndicale des Fabricants de Produits d'Entretien, Pesticides et d'Hygiène - 125 boulevard Malesherbes 75017 PARIS(France),

. Certifie connaître l'activité industrielle et commerciale de la Société Céane Cosmetic Industrie 23 Square Edouard VII 75009 Paris.

. Que les produits :

- Parfum de maison
- Brûleur catalytique Céane

sont de vente courante et libre en France, ne sont pas soumis à une procédure d'homologation, et sont conformes aux dispositions de la directive 88/379/CEE relative à la classification, l'étiquetage et l'emballage des préparations dangereuses, ainsi qu'au texte de sa transcription en droit français.

Fait à Paris, le vingt-deux février deux mille.

Claude PERRIN, Déléguée Générale de la Chambre Syndicale des Fabricants de Produits d'Entretien, Pesticides et d'Hygiène - 125 boulevard Malesherbes 75017 PARIS(France),

. are fully aware of the trade and products of Céane Cosmetic Industrie 23 Square Edouard VII 75009 Paris.

. and testify that the following products :

- Parfum de maison
- Céane catalytic burner

are freely and commonly sold in France, are not submitted to certification proceedings, and are complying with provisions of EEC directive number 88/379 relative to classification, labelling and packaging of dangerous preparations, so as to the text of its transcription in French law.

Paris, February 22st, 2000.

ADEPHY
CHAMBRE SYNDICALE FABRICANTS DE PRODUITS D'ENTRETIEN, DESINFECTANTS PESTICIDES et d'HYGIENE
125, boulevard Malesherbes
75017 PARIS

chambre syndicale fabricants de produits d'entretien, desinfectants pesticides et d'hygiene

循环证书

图 3-3　法国诗艾有机精油的保证三大证书

2. 有机精油的辨识

虽然市面上的精油大多强调其天然纯正性，但是要保证所买的精油是有机精油必须具备一定的辨识技能。一般来说，有机精油由于品质精纯，它们的售价比一般精油贵。如果购买有机精油，必须要选择由相应的国际有机土壤协会认证的产品，通常这种产品标注有 Certified Organic Pty. Ltd 的字样。图 3-3 所示为法国诗艾有机精油的相关证书，可作为有机精油品质证书样式的参考。

第七节　花　水

花水，又称晶露或纯露，是指植物在蒸馏萃取精油过程中留下来的水，是精油的一种副产品。

在蒸馏萃取植物精油的过程中，油、水会分离，而且在蒸馏得到精油中还会留下一点点水分，因为密度不同，精油会漂浮在上面，水分会沉淀在下面，这些水分就叫“花水”。

花水中含有微量的酸类与脂类物质，化学结构与一般纯水不同，对身体亚健康状况的调理有很好的功效。花水中除了含有微量精油外，还含有许多植物体内的水溶性物质。植物根部吸取了大地的矿物等养分，输送到茎干、枝、叶等各个部位，使之茁壮成长，因此可以说花水浓缩了植物所吸取的大地之精华。

花水对皮肤的保养有良好的效果，是人体皮肤天然的保养品，对肌肤的作用温和而无刺激，所以成为美容产品中的重要部分。

一、花水的分类

1. 天然花水

天然花水是指在提取精油的过程中分离出来的100%的饱和纯露，它的特点是气味清新淡雅、不混浊、无沉淀。

2. 合成花水

由非天然化学成分混合而成的花水称为合成花水。它的特点是香料味重，易刺激皮肤，经摇晃后气泡不易消失。

3. 精油花水

由精油与纯净水混合而成的花水称为精油花水。它的特点是易混浊、沉淀，对皮肤的刺激性较大。

二、常用花水介绍

1. 玫瑰花水

玫瑰花水具有深厚的玫瑰花香，因而它的气味芳香，对于人的心灵具有显著的调理作用；对于皮肤的养护作用主要是美白、补水、润肤，通常适用于各种类型的皮肤，尤其对于干性衰老皮肤的调理效果尤佳。另外还可以用来喷洒房间、睡具、衣柜等，有清除异味的功效，是花水中的佳品。

2. 橙花花水

橙花花水能促进细胞再生，调节皮肤的新陈代谢，对女性肌肤的调养非常有益，通常用于减缓肌肤老化以及消除皱纹；另外，橙花花水对于敏感的皮肤也有良好的镇静作用，对皮肤暗疮留下的凹陷和疤痕也有良好的修复作用。

3. 洋甘菊花水

洋甘菊花水不仅具有消炎、杀菌的作用，还可以促进皮肤对于毒素的代谢，因而用于人体皮肤可以减少细菌的感染，增进皮肤对于外邪的抵抗能力，防止和消除暗疮的滋生；同时，洋甘菊花水还可以平衡皮肤油脂的分泌，收紧毛孔。

4. 薰衣草花水

薰衣草花水与薰衣草精油的功效具有相似之处，它拥有极广泛的适用性，尤其针对油性、混合性、敏感肌肤，能迅速平衡补水、消炎抑菌、止痒、收细毛孔；另外，用薰衣草花水喷洒于室内，还有良好的驱蚊、安眠作用。由于其具有独特的促进皮肤细胞更新的功能，因此对治疗暗疮凹洞、痘印有较好的效果。

三、天然花水的鉴别

花水中以天然花水品质最为温和、纯净，颐养肌肤效果最佳，正确地选择真正的天然花水对于达到调理效果具有十分重要的意义，目前市场上各种花水均有销售，因此掌握天然花水的鉴别能力是进行亚健康调理的基本技能，有以下几种鉴别技巧：

闻：天然花水具有清新淡雅的植物芬芳气味，其香味不刺激、不呛鼻。

看：天然花水纯净透明，不混浊，无沉淀。

摇：天然花水经摇晃后其气泡可快速消失。

用：天然花水性质温和且质地清爽。

四、花水的妙用

1. 早晚洁肤后作为爽肤水使用，可清洁残余污垢、补水并柔软、营养肌肤。

2. 在空调环境下以及室外等任何觉得干燥的地方，随时喷洒于面部、身体，可迅速补水，并保持肌肤清香。

3. 喷在化妆棉或面膜纸上，制作简易的补水膜，用于敷面、敷眼，可镇定补水、舒缓疲劳。

4. 化妆后直接喷于面部，可定妆，保持妆容自然、持久、透明。

5. 如当作花露水、香水喷洒在枕边、头发、身体、衣柜里，可去除异味，令空气清新，提神醒脑，增添个人魅力。

6. 挤过粉刺后可用花水局部冷敷，可帮助消炎及退红肿。

7. 能搭配基底油和精油制作乳霜或乳液。

8. 可根据不同症状进行内服。

9. 用于护发有保湿、防止头发沾染油烟的效果，也能保持室内芳香。

第四章　精油的植物属性

在中医学中与植物功能相关的属性一般指的是植物的四气五味以及归经、毒性，代表植物的药性。精油因为完全来源于植物，所以它同样具有植物原本的大部分属性。了解植物精油的四气五味以及归经、毒性，有利于我们更好地掌握其功能，从而提高我们运用植物精油来调理人体亚健康状态的水平。

第一节　四　气

四气，就是指寒、热、温、凉四种特性，寒凉和温热是对立的两种特性，单就寒和凉之间以及热和温之间而言，只是程度上的不同，也就是说特性相同，只是程度上有所差别，温次于热，凉次于寒。

寒凉性植物大多具有清热、泻火、解毒等作用，常用来治疗热性疾病。

温热性植物大多具有温中、散寒、助阳等作用，常用来治疗寒性疾病。

此外，还有一些植物特性较为平和，称为“平性”。由于平性植物没有明显的寒凉或温热特质，所以可以同时适用于寒热不同的体质或病症，故使用范围较广。由此可见，所谓“四气”，实际上是有寒、凉、温、热、平五气，但一般仍称“四气”。

第二节　五　味

五味就是指辛、甘、酸、苦、咸五种不同的滋味，它主要是由味觉和嗅觉器官辨别出来的，或是根据临床治疗中反映出来的效果而确定的，各种味道的作用都有其功能特性。

1. 辛　有发散、行气或滋养的作用，一般发汗或行气的植物多有辛味，如姜、罗勒、茴香等。

2. 甘　有滋补、调和的作用，如茉莉、玫瑰、胡萝卜子等。

3. 酸　有收敛固涩等作用，一般带有酸味的植物大都具有止汗、止泻、助消化、紧实皮肤等作用，如柠檬等。

4. 苦　有泻火、燥湿、通便、下降等作用，如尤加利、苦橙、佛手柑、天竺葵等。

5. 咸　有软坚散结或通便等作用，一般能消散结块的植物带有咸味，如海藻等。

气和味的关系是非常密切的，每一种植物既具有一定的气又具有一定的味，由于气有气的作用，味有味的作用，所以必须将气和味的作用综合起来看待。例如，紫苏性味辛温，辛能发散，温能散寒，所以可知紫苏的主要作用是发散风寒。

一般来说，性味相同的植物，其主要作用也大致相同；性味不同的植物，功效也就有所区别；性同味不同，或味同性不同的植物，在功效上也有共同和不同之处，同样是温性植物，味不相同，或为辛温，或为甘温，其功效就有所差异。如姜辛温，可以发散风寒，而玫瑰甘温却可以暖宫调经；同样是辛味植物，但气有所不同，或为辛温，或为辛凉，其作用也不一样。如生姜辛温，可以发散风寒，而薄荷辛凉，可以发散风热。所以在辨别植物或精油时不能把其气与味孤立起来，一般来说，芳香精油大多是从具有芳香气息的植物中萃取的，所以具有辛味的植物精油层多，辛味植物中又以辛温的植物精油层多，而具酸味和咸味的植物精油较少，因咸味的植物多为海中植物，故较少萃取成精油。

第三节　归　经

归经，就是药用植物对于人体某些脏腑、经络特殊的作用，例如广藿香能归脾、胃经，说明它有治疗脾胃病症的功效，姜能归肺、胃经，说明它能治疗肺、胃方面的疾病。

药用植物归经这一理论是以脏腑经络理论为基础的，也是中医理论的一部分，芳香疗法同样适用。由于经络能够沟通人体的内外表里，所以一旦人体发生病变，体表的病症可以通过经络而影响内在的脏腑，脏腑的病变也可以通过经络而反映到体表。各个脏腑经络发生病变，产生的症状是各不相同的，如肺有病变时常出现咳嗽、气喘等症，肝有病变时常出现胁痛、抽搐等症状。在治疗时尤加利、甜橙具有止咳化痰的作用，说明它们能入肺经；用佛手柑、马郁兰可以治疗肝病胁痛，说明其可入肝经。

在应用时，要将归经和四气五味结合起来运用。因为某一脏腑经络的病变，可能有的属寒，有的属热。例如，感冒多为肺经病变，但有风寒与风热之分，所用之精油就不同。同一归经的精油或植物种类也很多，但有寒、热、温、凉的不同性质，功效也就不同，如姜、紫苏、薄荷、尤加利同入肺经，但姜、紫苏是属于温性，可以治疗风寒感冒；而薄荷、尤加利是属于凉性，可以治疗风热感冒。

药用植物的归经与五味有密切关系，一般来说，五脏与五味的关系如下：

味酸：能入肝

味苦：能入心

味辛：能入肺

味甘：能入脾

味咸：能入肾

这种归经的规律我们可以用它来指导我们对于植物精油的使用，但我们不能完全机械地在所有情况下套用植物归经的理论，应该结合实际使用经验来灵活运用，这样才能更好地发挥植物精油的作用。

第四节 毒 性

现代对毒性的认识是指药物的毒害作用，药物应用不当即可导致中毒或产生不良反应。

药物毒性的有无是相对的，毒性的大小也不是一成不变的。有毒的药物通过严格的加工炮制，加以适当的配伍和用量的控制，就可以减轻或消除其毒性；相反，无毒的药物如果用不得法，超量久服，亦可产生毒性或副作用。因此可以说没有绝对无毒的药物，所以采用炮制、配伍、用法等措施来减轻或消除其毒性是减轻和消除药物毒性的重要方法，以保证临床用药的安全有效。

这种用药原理一样适用于芳香疗法，所以芳香疗法所使用的精油会有提取的要求、调配的要求、复方的配伍和多种应用的要求。

第五章　精油的使用方法以及注意事项

第一节　精油的使用方法

精油能让女人的美丽顷刻间如香韵一般散发到各个角落里，在空中楼阁中感受绕梁之音的舒放，心情放松犹如云中漫步。这一切都有赖于正确运用精油众多的使用方法，让人随时随地都可以享受植物精油的芬芳。下面简单介绍一些精油的使用方法。

须注意以下使用方法是针对成年人的，2 岁以下的婴儿使用 1/4 的剂量，2 ~ 12 岁儿童及孕妇使用 1/2 的剂量。

一、蒸熏法

1. 香薰炉熏香法

把清水倒进香薰炉的盛水器中，加入 5 ~ 6 滴精油。点燃蜡烛放置在香薰炉内，待热力使水中精华油徐徐释放出来。调配不同的精油滴入香薰炉中，便可得到不同的效果，有助于制造不同的气氛。

2. 香薰灯熏香法

点一盏香薰灯，可以使雾霭弥漫整个空间，不仅空气清香怡人，疲累的身体与精神也渐渐放松。将适量的水注入香薰灯的香薰碟中，插上电源，滴入精油，旋动开关，调节灯光，即可使精油弥漫空间。熏香灯可使精油缓慢挥发，功效持续时间较长，适合睡眠或者休闲时使用。

二、吸入法

1. 居家吸入法

把近于沸腾的热水注入玻璃或瓷质的脸盆中，选择 1 ~3 种精油滴于热水中，一般总数不超过 6 滴；将精油充分搅匀后，以大浴巾将整个头部及脸盆覆盖，用口、鼻交替呼吸，维持 5 ~10 分钟。例如用薰衣草精油 2 滴加薄荷精油 2 滴可治疗感冒。

2. 简单吸入法

该法是将精油 1 ~3 滴滴于面巾或手帕中嗅吸，开会、驾车以及搭乘飞机、车、船或上课时皆可使用。

三、按摩法

按摩是芳香疗法中最具功效的方式，它是由来已久的治疗艺术，可以帮助精油分子加速进入人体内并吸收，使身心松弛、美化肌肤、雕塑身体曲线，并且可以促进血液循环及淋巴循环、增强免疫功能。芳香疗法的按摩法以作用部位区分包括面部按摩、头部按摩、手部按摩、脚部按摩、腿部按摩、腹部按摩、背部按摩等。

四、按敷法

把 3 ~6 滴精油加入冷水（冷敷）或热水（热敷）中，均匀搅动后，浸入一块毛巾，再把毛巾拧干，敷在面部，并用双手轻轻按压盖在面部的毛巾，使带有精油的水分能尽量渗入皮肤内，重复以上步骤 5 ~10 次，这种方法称为按敷法。进行身体躯干以及四肢部位按敷时，水和精油的比例约为 200ml 冷水或热水兑 5 滴精油，面部则只用 1 滴精油即可。

冷敷有缓解疼痛、镇定、安抚的作用，多用于缓解痛症；热敷有助于促进血液循环、排解毒素、增加皮肤的渗透力。常用精油有薰衣草、迷迭香、天竺葵、茉莉、玫瑰、柠檬等。

五、喷洒法

把精油加在蒸馏水中，灌入喷雾瓶内，随时喷洒在床上、衣服上、家具上、宠物的身上、书橱上、地毯上，可起到消毒除臭、改善生活环境的作用。

常用的精油有迷迭香、柠檬、甜橙、薄荷、天竺葵、尤加利等。

六、香薰沐浴法

浸浴时加入香薰精油的方法称为香薰沐浴法，该法在净化身体的同时可以留下芳香，还可以消炎杀菌，刺激全身皮肤组织使毛孔扩张，是消除肌肉疲劳的最佳方法。据史料记载，十七世纪匈牙利伊莉莎贝拉女王就是通过长期的迷迭香浸浴治好了缠身多年的风湿病。香薰沐浴法主要包括以下三种方法：

1. 香薰坐浴

香薰坐浴是用一只能够容纳臀部的瓷盆或不锈钢盆，盛载半盆温水，滴入1~2滴精油（可选择薰衣草、尤加利、迷迭香、薄荷等），把精油搅拌开后进行坐浴。这种方法对治疗痛经、阴道炎或生理期因卫生巾不透气而造成的皮肤瘙痒效果甚佳。

2. 香薰温水浸浴

香薰温水浸浴是在浴缸中放入温水，温度以皮肤能耐受为佳，加入8~10滴植物精油（浴缸中撒入一些玫瑰花瓣等效果更佳），轻轻搅动精油和花瓣使其散开，然后进行浸浴。现代也称之为香薰SPA。在香薰温水浸浴过程中，浸浴者可呼吸空气中弥漫着的芳香精华，同时温水使其皮肤毛孔张开，让芳香精华渗入皮肤深处。香薰浸浴后会留下一层薄薄的香薰在皮肤上，感觉如丝。

3. 足浴和手浴

进行足浴和手浴时，先准备一盆温热水，滴入5~6滴精油，再将整个脚掌或双手浸泡在盆内大约10分钟，可治疗肌肉酸痛，促进血液循环。手部护理时加入玫瑰精油更可使皮肤滋润，秋冬季节使用效果更佳。

七、洗发护发

在洗发和护发的过程中也可以加入植物精油，使植物精油成分通过头发以及头皮进入人体，发挥植物精油的功效。洗发时将2滴精油加入洗发液，均匀涂抹于头发上，轻轻按摩3~5分钟，再以清水洗净；护发时，将基础油与精油调和，轻轻按摩头皮使其吸收，以毛巾包住约15分钟，再以洗发液清洗即可。

八、香薰漱口法

香薰漱口法是将2～3滴精油滴入一杯水中搅匀，以该水漱口10秒钟，然后吐出，重复至整杯水用完。每天香薰漱口可保持口气清新，保护牙齿，减少咽炎的发生。常用精油包括茶树精油、薰衣草精油、薄荷精油等。牙痛时用洋甘菊精油1滴，无需稀释，直接用棉签点在牙痛部位，即可缓解牙痛。

第二节　精油使用的注意事项

1. 精油应采用深颜色避光的玻璃瓶放置于阴凉处，并注意防尘、防异味，尤其是柑橘类精油，对光、热较为敏感，要妥善存放，不然很容易变质。

2. 目前国内精油品质参差不齐，应选择可靠品牌使用，才能达到理疗养生的功效。

3. 精油纯度相当高，除少数精油如薰衣草精油、茶树精油外，未经稀释勿直接涂抹于皮肤。此外应避免精油与眼睛直接接触，也不要直接对着瓶口闻精油，应用试纸蘸闻，以免伤害鼻黏膜；调配好的复方稀释精油宜尽快用完，不用时应盖紧瓶盖，以免精油挥发。

4. 婴儿、儿童只能用小剂量。给幼儿用薰衣草、洋甘菊、茶树、橘子等的单方精油时，须用甜杏仁油调和稀释。

5. 万一精油不慎入眼，应立即用大量清水冲洗，再送医院治疗；误服大量精油时，可以先喝牛奶以减缓吸收，再送医院治疗。

6. 有一些疾病患者需要专业医生治疗，不宜使用芳香疗法，主要包括癫痫、红斑狼疮、癌症、精神疾病、严重静脉瘤、先天性哮喘、接触性传染病、严重高血压以及手术后患者；妇女在怀孕期、哺乳期、月经期慎用或不用芳香疗法。

7. 芳香疗法使用过程中可能会出现一些反应，例如使用精油后皮肤起小疹子、痘，或暗疮加重以及腰酸现象等，应认真分析并进行判断，如属于正常排毒代谢反应，则无需处理；如伴有其他异常状况，应立即送医院处理。

8. 柑橘类的精油不能在白天涂抹，因为这样容易引起光敏反应，引起皮肤过敏和色素、黑斑形成。同时还要注意，使用这类精油不仅在太阳光下会产生反应，在强烈灯光或高温蒸气环境下也容易引起过敏。

9. 属于敏感体质者在使用植物精油前应先进行敏感测试。

10. 应严格按照植物精油产品说明书中所标明的建议量使用，以免因为使用过量而导致不良效果。

11. 精油应放在儿童拿不到的地方，并不让儿童直接碰触，以免儿童误用而发生危险。

12. 避免用塑料、易溶解或油彩表面的容器盛放植物精油，稀释精油时需使用玻璃、不锈钢或陶瓷器皿。

第六章　常用单方精油

一、尤加利

【精油档案】

学名：桉树属。

科名：桃金娘科。

萃取方法：蒸馏法。

萃取部位：叶。

挥发性：中等。

特质：精油呈流动的液态，色泽清澈淡黄，有樟脑般的气味，有淡淡的苦味。

主产地：澳大利亚。

【概述】

尤加利树约有600种左右，都原产于澳大利亚，目前已经成功地移植到世界各地，产量最大的地区位于中亚、北非与美国加州。尤加利树生长速度较快，植株较高，20年可长到21～27米。长青的尤加利树是人们所熟知的胶脂树，因为其树皮会流出香甜的树脂，但含有滴滴精油的是其叶片。在澳大利亚的新南韦尔斯州有数座群峰名为“蓝山”，就是因为尤加利树脂所分泌出独特的蓝色雾气笼罩了整片山区而得名。

成熟的尤加利叶呈长尖形、黄绿色，幼小的尤加利叶则呈圆形、银蓝绿色。无论是成熟或幼小的尤加利叶，都可以蒸馏出精油。尤加利精油呈淡黄色，具有非常清新的味道。

尤加利精油的抗菌杀菌作用首先是由德国的克罗埃（Cloiez）、兹斯特（Faust）、荷梅尔（Homeyer）医师提出报告（1870年）。他们将尤加利精油列为发汗剂、兴奋剂、抗黏膜炎剂与收敛剂，用于治疗呼吸系统疾病，如支气管炎、流行性感冒、气喘与咳嗽。这些属性至今仍广为人知，许多法国的处方药与市售的感冒药都含有尤加利。瓦涅医师曾提供了尤加利精油杀菌功能的数据：使用含 2% 尤加利精油的喷雾剂，可以杀死空气中 70% 的葡萄球菌。尤加利精油之所以有如此强大的杀菌威力，是因为尤加利精油中的成分和氧气接触之后，会产生臭氧而使细菌无法生存。尤加利是一种强效的精油，所以在使用剂量方面要特别注意，高血压与癫痫患者最好避免使用。

【应用历史】

"尤加利"的名字来源自希腊文，"尤"意指完善，"加利"表示覆盖，整个名称意指它被雄蕊紧紧地覆盖。尤加利精油是一种强烈的抗菌剂，在消炎、杀菌方面有极好的疗效。在 19 世纪末期，尤加利树叶一度被认为是一种万灵药，澳大利亚土著人将捣碎的尤加利叶放于伤口上，其愈合效果出奇地好。同时，人们还用尤加利来治疗感冒、发烧、风湿病、蛇咬伤、痢疾、神经痛和其他各种强烈的疼痛。根据近年来的研究显示，尤加利精油具有强力的抗菌效果，可作为抗菌剂、祛痰剂和抗病毒剂，可治疗肺结核、低血糖，且对于烫伤、黏膜炎和流行性感冒有效，所以常被用于医药、芳香疗法和香料业。

【精油功效】

1. 心灵疗效

对情绪有冷静的效果，可使头脑清楚，集中注意力。

2. 身体疗效

尤加利精油的抗病毒作用对调治呼吸道亚健康状态很有效，能减轻炎症反应，使黏膜舒适，对于流行性感冒、咽部感染、咳嗽、黏膜发炎、鼻窦炎、气喘与肺结核等有良好的调理效果。

对于因感冒和花粉热所引起的头部沉重感，使用尤加利精油可取得显著的缓解效果。

另外，尤加利精油对各种发热症状的调理都有良好的效果，可降低体温，使身体清凉。可消除体臭，并能改善偏头痛的症状。对于猩红热、痢疾、伤寒、白喉、疟疾和水痘等引起的临床症状，它也能起到良好的改善作用。它对生殖泌尿系统的亚健康状态有调理作用，可改善膀胱炎与腹泻症状。也被用来治疗肾炎、淋病和糖尿病。

3. 皮肤疗效

尤加利精油对疱疹、烫伤有显著功效，可预防细菌滋生及随之而来的蓄脓现象的发生，促进组织新生。对于皮肤的割伤、溃疡与发炎状态，在使用尤加利精油后均取得良好的调理效果。

【适合与之调和的精油】

安息香、芫荽、丝柏、杜松、熏衣草、柠檬、柠檬香茅、香蜂草、松、茶树、百里香。

【使用注意事项】

高血压与癫痫患者避免使用。

二、乳香

【精油档案】

学名：乳香属。

科名：橄榄科。

萃取部位：树脂、树皮。

萃取方法：蒸馏法。

挥发度：低。

特质：颜色从无色到浅黄色，味道非常清新，沉静而香甜，是树脂的香气。

主产地：北非东北部、阿拉伯半岛东南部。

【概述】

乳香树是高约3～7米的小树，没有主干，多刺的枝条恣意横生扭曲，上面挂着些小而皱的叶子，有的一两株孤零零地独立于荒芜的山野中，也有的长成一片茂密的树林，越是干旱贫瘠的自然条件越适合乳香树的生长。

当树皮受到损伤时会流出树脂，干燥后就会落到地上，这就是乳香；也有的是直接从树皮上刮下来的。树脂的颜色越浅，质量越好，色调越红则表示里面的杂质越多，质量也越差，世界上最优质的乳香称为“银香”。这些乳香树脂再经过蒸馏就可得到乳香精油。

乳香还有许多别名，有人称它为“沙漠的珍珠”，有人说它是“上帝的泪珠”，还有人因其珍贵而冠之以“白色黄金”的美称。

乳香的主要产地在北非和南阿拉伯半岛，其中索马里和阿曼是两个重要的生产国，前者盛产乳香和没药，被称为“香料之邦”，后者则被誉为“乳香之国”。

乳香的味道沉静香甜，有助于情绪的沉淀，镇定焦躁不安的心灵，乳香精油非常适合用于配合冥想及静坐。

【应用历史】

乳香是一种飘着淡雅清香的树脂，过去常常被用作熏香和医疗用药，受到古埃及、古罗马及其他国家人民的高度赞美。公元前450年，著名的希腊历史学家希罗多德在他的传世名作《历史》中，曾提到过乳香：“举国上下到处飘荡、散发着绝妙的甜香。”2000多年前的罗马历史学家普利尼则将乳香描绘为“洁白得耀眼，采集于黎明，颗粒浑圆，状似珍珠”。

古时乳香的价值曾经等同于黄金，一直是统治者权力和财富的象征之一。从罗马到印度，这些飘香的树脂一度受到人们的高度青睐，从宗教用品到化妆品，甚至在医疗方面，它都具有极为重要的价值。埃及人将乳香加入他们防止老化的软膏中，还特别将它运用在美容方面，制成抗皱回春药；中国人则发现它在治淋巴结核与麻风病方面很有效。根据基督信仰的传说，东方三博士送给耶稣三件礼物，其中有一件礼物就是乳香，另外两件是金子和没药树，这也显示了乳香在古代人心目中所占有的重要地位。

最近，英国诺丁汉医院临床试验表明，胃溃疡患者每日口服1克天然植物药乳香粉末，在2周内可使胃溃疡痊愈，其作用优于常用抗溃疡西药奥美拉唑。专家们认为，乳香中含有一种未知的杀菌物质，能够渗透入胃壁肌肉中，杀死胃溃疡的致病原——幽门螺旋杆菌。

【精油功效】

1. 心灵疗效

乳香精油可以让呼吸不再急促，使人感觉平稳，使心情好转且平和；它可安抚却又有些清新的作用，能改善焦虑及执迷过度的精神状态。

2. 身体疗效

乳香精油对黏膜的炎症有良好的调理功效；可清肺而舒缓急促的呼吸，有益于气喘患者的调理。能调节黏液分泌量，是咳嗽、支气管炎及喉炎的舒解剂。对头部有清凉舒缓的效果；能减轻膀胱炎、肾炎和一般性阴道感染的症状；利用其收敛的特性，能减轻子宫出血及经血过量的症状，可视为子宫的补药。其安抚作用在分娩时很有用，还能舒缓产后忧郁症；能安抚胃部，帮助消化，改善消化不良和打嗝等亚健康状态。

3. 皮肤疗效

乳香精油可以赐予老化皮肤新的活力，抚平皱纹的功效显著；它收敛的特性也能平衡油脂分泌，对伤口、溃疡及发炎均有效。

【适合与之相调配的精油】

罗勒、天竺葵、葡萄柚、薰衣草、橙、香蜂草、广藿香、松、檀香。

【注意事项】

目前对于妇女孕期是否可用有争议，建议尽量不用。

三、茉莉

【精油档案】

学名：茉莉属。

科名：茉莉科。

萃取方法：脂吸法或蒸馏法。

萃取部位：花。

挥发性：中至慢。

特质：色深，具黏性，气味特殊，有非常浓郁的异国情调。

主产地：北非的埃及、阿尔及利亚、摩洛哥以及地中海沿岸的意大利、法国、西班牙。

【概述】

如果说玫瑰精油是“精油之后”，那茉莉精油可以称得上是“精油之王”了。因为茉莉精油是一种味厚重的精油，非常类似动物那种持久气味的特质。和玫瑰精油类似，它的生产需要耗费大量的花朵，而吸附法萃取精油的生产过程又特别复杂，因此茉莉精油非常昂贵。除此之外，由于植株内部化学分子的改变，使得茉莉花的气味在夜晚特别强烈，工人必须在夜晚收集花朵以保存花朵的有效成分，花朵采收后会连续数日释放精油，采收的花朵必须放在浸着橄榄油的棉布上，直到所有的精油都被吸收为止；接着还要用橄榄油进行提取，才能得到纯度高的茉莉精油。

【应用历史】

茉莉自古以来就是东方相当引以为傲的植物，也是最早由东方传到西方的一种植物，浪漫的法国人赋予了它浓厚东方风味、清新脱俗的气质，茉莉的香味具有愉悦心情、助性、催情的作用，给人青春阳刚的活力。茉莉代表忠贞与尊敬，茉莉枝叶翠绿，光泽照人，夏秋季节开花不绝，其色如玉，香气浓郁，有“人间第一香”的美誉。印度尼西亚、菲律宾都以茉莉为国花，青年人将它作为献给女友的礼物，向对方表示忠贞的爱情。当有贵宾来访时，好客的主人则将茉莉结缀成花环，挂到客人颈项上，表示尊敬与友好。

【精油的功效】

1. 心灵疗效

茉莉精油具有放松紧张情绪的功能，强力的抗忧郁作用可使人精神愉快，忘记烦恼。同时它还可以安抚神经，有助于恢复体力和精力。茉莉精油具有温暖的特质，可以增加爱欲及性感，小剂量使用可帮助睡眠。

2. 身体疗效

茉莉精油对于孕妇生产可以起到良好的调理作用，它能增强子宫收缩的力量，加速生产，并可以减轻生产时的痛苦；它也是良好的调节体内激素水平的平衡剂，可有效改善产后忧郁症，并可促进乳汁分泌。茉莉精油对于妇女子宫的作用具有双向调节作用，对于孕妇生产时可以提高子宫的收缩力，同时对于妇女痛经，茉莉精油则可以舒缓子宫痉挛，以减轻痛经者的疼痛程度；它对男性生殖系统的亚健康状态也有良好的调理作用，能增加男子精子的数量，进而改善不育症；由于茉莉精油具有让人极度放松的特性，对于性功能障碍有显著的调理效果，能改善阳痿、早泄与性冷淡；茉茉精油能改善呼吸系统的亚健康状态，调节并加强呼吸的深度，能舒解支气管炎的痉挛。

3. 皮肤疗效

茉莉精油可以延缓皮肤老化，促进细胞再生，是护肤佳品。对干燥、缺水、过油以及敏感的肌肤具有显著的调理作用，适合所有类型的肌肤；因其极具再生效果，在淡化疤痕与妊娠纹方面，也有良好的效果。

【适合与之调配的精油】

安息香、佛手柑、芹菜、榄香脂、乳香、天竺葵、葡萄柚、橙花、熏衣草、柠檬、玫瑰草、广藿香、依兰。

【注意事项】

茉莉精油如果使用剂量过大，会让人产生沉重感，因此使用剂量不能太大。此外，妊娠期妇女应避免使用，高敏感性肌肤也应避免使用。

四、薰衣草

【精油档案】

学名：熏衣草属。

科名：唇形科。

萃取方法：蒸馏法。

萃取部位：花朵或整株。

挥发性：中至快。

特质：黄色或黄绿色，具有非常清新的香味，带一丝苦味。

主产地：法国普罗旺斯、英国诺福克、塔斯马尼亚岛，欧洲海拔 3000 米以上的高山出产的薰衣草品质最佳。

【概述】

薰衣草是世界最流行的香草植物，虽名为草，却是一种馥郁的紫蓝色小花，又名“宁静的香水植物”，是花草园中最受人们喜爱的植物之一。薰衣草主要分为 5 大类、28 个品种，颜色由白色、紫色至蓝色。这种茎干细长、叶片细小狭长带灰色绒毛的植物，花朵为灰蓝色穗状，形成花串，是用来萃取精油的主要部位；但整株薰衣草都有油脂腺分布，所以不论是搓揉茎干还是叶子，都会有淡淡的香气溢出，它的芳香气味很容易被一般人所接受。薰衣草精油是目前世界上最为广泛使用的精油，也是少数能直接涂抹于皮肤上的精油之一。

由于薰衣草品种非常多，并且不断有新的野生品种出现，因此在选择薰衣草精油时需要特别注意它所产的原植物品种，因为不同品种的薰衣草萃取的精油具有不同的品质和特性。“醒目薰衣草”（Lavandin）是薰衣草与穗花薰衣草的混生种，它与另外常见的“穗花薰衣草”（Lavender spike）所萃取的精油被广泛使用于香皂、洗发精等洗护用品上。特别需要注意的是“头状薰衣草”（Lavender stoechas）具有强烈毒性，含有大量的酮，不宜自行使用。

【应用历史】

自古以来，薰衣草即因其高雅的芳香气味以及特殊的医疗功效，被人们广泛地使用。当人们接触到薰衣草时，常不知不觉地被它特殊的香气所吸引，薰衣草自古以来便常被应用在制造香料与医疗上，由于疗效广泛且栽植容易，又被称为“穷人的草药”。

罗马人有在洗澡水中加入薰衣草的习俗，薰衣草之名源自拉丁文 lavare，意即“洗”。到了十二世纪，薰衣草成为广受重视的植物，圣希尔德嘉德在她的医学论文中以一整章的篇幅进行了探讨。

薰衣草是最常用于治疗皮肤灼伤以及其他皮肤问题的精油。最先使用薰衣草治疗皮肤疾病的是法国化学家盖特福塞，有一次他的手在实验室中受到严重的灼伤，情急之下他把手浸到身旁盛满薰衣草精油的缸中，之后惊奇地发现疼痛立刻减轻，灼伤也很快地痊愈了。十六世纪的植物学家马西欧尔（Matthiole）认为薰衣草是最有效的万灵丹，提出用薰衣草治疗癫痫、中风及各种精神疾病。他发明的一种用来消除水肿的配方是用酒煮薰衣草花朵，每天饮用2杯。

薰衣草具有同鼠尾草、迷迭香等唇形科植物相似的多种属性，因此历来倍受重视。古人还发现薰衣草具有抗痉挛、利尿、抗菌、治创伤、促进循环等效果。

【精油功效】

1. 心灵疗效

薰衣草精油可消除紧张情绪、镇定安神、放松减压，对神经性头痛、偏头痛、习惯性失眠、多梦有很好的调理作用，长期使用可使疲惫的心灵感到畅快。

2. 身体疗效

薰衣草精油具有抗痉挛的特质，对支气管炎、哮喘以及感冒、咽炎有良好的调理作用；它能安抚激动情绪，改善失眠、偏头痛以及紧张、恐慌等神经性亚健康状态，对于颤抖、抽搐，甚至轻微癫痫都有效；能帮助胃蠕动、刺激胆汁分泌，对反胃、呕吐、胆绞痛以及胃胀气等有效；其抗炎特质可以治疗膀胱炎以及尿道炎；它可以刺激白细胞增生，降低高血压，改善心悸等其他心脏疾病所引起的症状；它还可用于治疗经血量太少、痛经、白带异常等妇科亚健康状态，舒缓产后疼痛。另外，薰衣草精油对改善关节炎、关节痛有一定的功效，可舒缓肌肉痉挛，缓解肌肉疲劳。

薰衣草还可作为杀虫剂使用，用于驱走蚊虫；还能消毒，用于净化空气。薰衣草也是婴幼儿可以使用的精油之一，因为它的性质温和，是除洋甘菊之外最适合婴儿使用的精油。可以用于缓解婴幼儿腹痛、过敏、感染等亚健康状态。另外，薰衣草精油对改善睡眠也有显著的效果。

3. 皮肤疗效

薰衣草精油适用于各种性质肌肤的保养，尤其是对于油性、混合性或易发暗疮的肌肤，有消炎杀菌、平衡油脂分泌的作用；对于皮肤红肿、湿疹、炎症和干癣也有很好的调理作用。

薰衣草精油还有很强的促进细胞再生功效，对灼伤、烫伤的伤口，能很快收紧伤口，且不会留下疤痕。另外，薰衣草精油还可改善皮肤妊娠纹现象。

【适合与之调配的精油】

洋甘菊、肉桂、快乐鼠尾草、天竺葵、茉莉、迷迭香、花梨木、柠檬、柠檬香茅、绿花白千层、广藿香、薄荷、百里香。

【注意事项】

低血压的人用了薰衣草精油后，会发生感觉呆滞的现象，应避免使用；因为它也是一种通经药，所以避免在怀孕初期使用。

五、橙花

【精油档案】

学名：柑橘属。

科名：芸香科。

挥发性：中到慢。

萃取方法：蒸馏法、脂吸法。

萃取部位：花。

特质：透明，浅黄色，带有苦味。

主产地：意大利、法国、突尼斯、埃及、西西里岛。

【精油概述】

橙花在西方被称为贵族之香，是因为其具有细致而悠远的气味以及独特的疗效。又因橙花在萃取的过程中需要大量的花朵，但却只能萃取出极少量的橙花精油，所以品质好的橙花精油是非常昂贵的。市面上所售的橙花精油依品种、成分、气味的不同，有甜橙花精油与苦橙花精油之分，其中最珍贵的就是“右旋柠檬烯”。

甜橙花的气味甘甜浓郁，后劲较足，闻后会让人感觉轻快无压力；苦橙花气味徐缓深沉，带有甘味，后劲十足，闻后会让人感到和缓放松。总体来说，橙花甜蜜细致的香气有极佳的安抚效果，可镇定、松弛副交感神经，这使它成为调理失眠的佳品。尤其是在夏热焦躁不成眠的情况下，它安抚焦躁状态的功效尤其明显。橙花对于性方面的问题具有良好的调节作用，是有效的催情剂。另外还可以改善忧虑、心悸、极度紧张、精神疲劳等亚健康状态。

橙花精油对皮肤护理具有非常好的效果。它可以刺激健康新细胞的再生，从而可以提高皮肤的活力。橙花精油适用于多种肌肤的调理，特别对干性或敏感性肌肤的帮助最大，是很受欢迎的肌肤保养用品。

【应用历史】

橙花的英文名称来自一位意大利的公主“Neroli”，她是第一个用橙花精油来泡澡和做熏香手套的人，舞会前她会请所有的女人用橙花精油入浴，这样就可以在翩翩起舞时香氛漫漫。

热爱橙花精油的程度足以和“Neroli”公主相提并论的是18世纪法国国王路易十五的情人彭派德尔夫人。在那个时代，凡尔赛宫被称作“芳香的宫殿”，凡是获邀出席凡尔赛宫舞会的名媛淑女们，都必须以个人独特的香味来说明自己的个性和品位。当时，彭派德尔夫人是公认品味时尚的社交名媛，她将橙花精油作为香水使用，因此带动了橙花精油的再一次使用热潮。

在19世纪的维多利亚时代，橙花已经成为制作古龙水最重要的香料。橙花也是纯洁的象征，它不仅在数百年前就被用来作为新娘的捧花，也被用来作为新娘的头饰，帮助新人平抚婚前的紧张情绪，给新人好预兆。

【精油功效】

1. 心灵疗效

橙花精油具有良好的调节情绪、安抚心灵的功效，可减轻长期的悲伤、焦虑、沮丧情绪和精神压力，有效解决任何因情绪导致的失眠、紧张、恐惧等亚健康状态；亦是催情壮阳的妙方。

2. 身体疗效

橙花精油具有镇定副交感神经的作用，调理失眠效果较好，还可改善神经痛、头痛和眩晕，亦能止住接连不断的呵欠；它安抚焦躁状态的功能有助于调理性方面的亚健康状态，同时也是有效的催情剂；它有助于人们克服沮丧的情绪，从而可以调理经前综合征以及更年期的心理问题等。其抗痉挛的特性可安抚肠胃，对结肠炎和腹泻均有效。

3. 皮肤疗效

因橙花精油有增强细胞活力的特性，能帮助细胞再生，尤其适合于干性、敏感及老化松弛肌肤的调理，具有显著的修复、抗敏、保湿功效；同时可改善身体妊娠纹、扩张纹、各种疤痕以及静脉曲张等，亦可在作X线检查前稀释橙花精油后涂擦被检查部位，用来保护肌肤。

【适合与之相调配的精油】

佛手柑、安息香、芫荽、天竺葵、茉莉、杜松、薰衣草、柠檬、甜橙、玫瑰、迷迭香、花梨木、檀香、依兰。

【注意事项】

因为橙花精油舒解紧张情绪的作用比较显著，所以在进行特别需要专注力的工作或学习时勿使用。

六、玫瑰

【精油档案】

学名：蔷薇属。

科名：蔷薇科。

萃取方法：蒸馏法、脂吸法。

萃取部位：花朵。

挥发性：中至慢。

特质：淡淡的黄绿色，芳香扑鼻，在低温下（15℃～18℃）精油表面会形成一层薄而闪亮的玫瑰蜡结晶，温度稍升高即可恢复正常。

主产地：土耳其、法国、保加利亚、摩洛哥。

【精油概述】

“玫瑰是爱情与浪漫的表征。”这是最为大家所熟知的。但是，玫瑰对人们来说它最大的功效不只是感性上的，在医疗及亚健康调理上的应用也十分普遍并深受肯定。

目前发现的玫瑰大概有上千个品种，几乎每年的世界玫瑰大型展览都会有新的品种出现，因此玫瑰无愧于“花中之后”的美誉。它原产于东方，最原始的品种含野生种就达250多种，其中能萃取精油的玫瑰称香味玫瑰，主要有以下四种：

1. 红玫瑰（R. Gallica）

原产于法国，又称法国玫瑰、普罗茵玫瑰（Provins Rose），是大部分混种玫瑰的始祖。

2. 千叶玫瑰（R. Centifolia）**或摩洛哥玫瑰**（Morocco Rose）

原产于法国，为红玫瑰的子代，所萃取的玫瑰精油香气较浓郁。现在主产地在摩洛哥。

3. 大马士革玫瑰（R. Damascena）

原产于保加利亚、土尔其，又称土耳其玫瑰、保加利亚玫瑰。这种玫瑰萃取的精油香气甜蜜。

4. 波旁玫瑰（R. Bourbonica）

它是红玫瑰与中国玫瑰（R. Chinensis）的混种，主产于印度。

无论是哪一大类品种的玫瑰，都以大马士革玫瑰萃取的精油为最珍贵，又有保加利亚奥图玫瑰精油（Bulgarian Pose Otto）之称，因此保加利亚成为玫瑰精油的主要供应地，占世界产量的一大半。通常是在五、六月的清晨，阳光微露，花蕾上盖有一层露水的时候将花蕾采下，即时进行萃取。

玫瑰精油有许多医疗属性，特别是土耳其或保加利亚玫瑰生产的精油。历史上欧洲的医生就推崇玫瑰精油为温和的泻药，并用玫瑰精油治疗多种病症，如年轻女孩的厌食症、经前综合征与更年期综合征。玫瑰精油也适合用于调理与呼吸系统相关的亚健康状态，如咳嗽、花粉热等。另外，对于神经敏感度高的人使用玫瑰精油也有良好效果，可以安抚情绪，在这方面对女性的效果又比男性更佳。玫瑰精油还有良好的催情作用，因此有人用它来调理性冷淡，同时也是缓解女性忧郁症的佳品。

【应用历史】

古人认为，自然界的鲜花为“天地精灵”所聚，方得多妍姿色。于是，便有了“貌美如花”之喻。据历史记载，唐朝贵妃杨玉环一直能保持住肌肤柔嫩光泽的最大秘诀，就在于她沐浴的华清池内长年浸泡着鲜嫩的玫瑰花蕾。

在西方的香料史中，玫瑰被称为花中的“皇后”，是最古老和最著名的天然香料之一。它色彩艳丽迷人，香味甜美芬芳，是历史上许多贵妇的最爱。在古埃及托勒密王朝时期，有埃及艳后之称的女王克里奥佩特拉就对玫瑰花芬芳、催情的作用情有独钟，每天都要用浸泡着玫瑰花瓣的泉水沐浴，甚至在卧室的地上铺满了厚厚的玫瑰花瓣。

公元10世纪，当阿拉伯人发明蒸馏法萃取植物精油后，玫瑰就是人类历史上第一种被用来提取精油的花朵，由玫瑰精油制成的香水也成为欧洲皇室与贵族妇女们的最爱。一些著名的家族甚至以玫瑰作为他们的族徽，如英国著名的红玫瑰约克家族及白玫瑰兰开斯特家族等。到了现代，玫瑰因其浪漫、甜美的香味和神奇的美肤养颜功效成为时尚女性的最爱，广泛应用于香水和保养品中。

【精油功效】

1. 心灵疗效

玫瑰精油可平抚不良情绪，特别是沮丧、哀伤、嫉妒和憎恨的时候；可帮助提升注意力和意志力，舒缓神经紧张和心理压力，进而对自我充满信心，提高积极正面的感受，可以改善失眠、头痛等亚健康状态。

2. 身体疗效

玫瑰精油对心血管系统和消化系统的功能有良好的调节作用。一方面它能加速血液循环，从而减轻心脏的充血现象；另一方面对消化系统而言，玫瑰精油有抗菌和轻度泻下的功能，所以能净化消化道，也能改善反胃、呕吐和便秘等消化系统的亚健康状态。

玫瑰精油还是良好的子宫补品，对妇女子宫具有洁净和温补的功效，能平衡内分泌系统的水平，调节月经周期，改善经前紧张症状，促进阴道分泌功能。对于男性，玫瑰精油可以增强精子活力，促进人体释放令人快乐的性激素，从而改善不孕不育以及性方面的问题。

3. 皮肤疗效

玫瑰精油适用于任何类型的肌肤，特别是对于干燥、老化成熟、敏感的肌肤有良好的调理作用。由于它能促进微血管的收缩，所以是调理微血管扩张的佳品。玫瑰精油还有超强的美白、补水功能，可平抚皱纹、延缓衰老，是女性驻春养颜最适合的芳香精油。

【适合与之调配的精油】

佛手柑、洋甘菊、豆蔻、雪松、肉桂、快乐鼠尾草、乳香、天竺葵、茉莉、薰衣草、柠檬、香蜂草、橙花、橙、广藿香、花梨木、檀香。

【注意事项】

孕妇不宜使用。

七、迷迭香

【精油档案】

学名：迷迭香属。

科名：唇形科。

萃取方法：蒸馏法。

萃取部位：叶及花朵。

挥发性：中等。

特质：无色，闻之像用手指掐樟脑树出来的味道，也像焚香与蜂蜜的味道，同时带有浓浓的药草味。

主产地：法国、南斯拉夫、西班牙、突尼斯、摩洛哥。

【精油概述】

迷迭香的英文名字是拉丁文的“ros”和“marinus”演变而来，意思是“海之朝露”，原产于亚洲，现在是地中海的重要景观植物。因其具有增强记忆之效用，逐渐成为人们办公桌及书桌上之最佳盆栽香草。

由于迷迭香叶片为革质，不像其他香草那样柔嫩，因此较易保存。通常在开花前或刚开花时采摘，此时它的香味最浓郁。

在唇形科植物中除薰衣草之外，迷迭香的气味以及所萃取的精油最受欢迎。迷迭香精油的成分复杂，容易与其他精油调和，在功能上也相当全面，不仅在许多护肤产品中常见迷迭香精油的身影，它还是最重要的香水组成成分，顶级的古龙水就是迷迭香香水。

迷迭香精油被称为复苏系统精油之王，可有效地调理各种硬化症和退化性病症。它对中枢神经系统的调理效果也非常显著，因此像味觉等感官功能衰退或丧失，以及语言功能损伤等感觉神经受到损害的情况下都很适合使用。

迷迭香精油也是一款增强记忆力的良药，莎士比亚在其剧中写道："迷迭香是为了帮助回忆，亲爱的，请您牢记。"这虽是戏剧中的对白，但却清楚地描述出迷迭香的用途。

【应用历史】

迷迭香曾被国际香草协会选为2000年的年度香草。由于其有着祛邪除病及增强记忆力的神奇妙用，在几乎所有的古代文明记载中都非常推崇迷迭香，甚至在埃及古老王朝时期的墓地遗迹也找得到它。在玛雅和印加文明时期的许多宗教仪式中，人们也用到了迷迭香。公元1328年，迷迭香被带进了英国，那时正是黑死病肆虐的时候，由于迷迭香的杀菌消毒效果非常显著，所以从皇室到平民，人们都开始用迷迭香来对抗瘟疫，他们习惯性地把迷迭香捆成小束随身携带，病人家中和医院也都把迷迭香的枝叶捆在一起燃烧，用来洁净附近的环境，因此迷迭香又被称为"圣母玛丽亚的玫瑰"。1370年为了彰显匈牙利伊丽莎白皇后的荣耀，特别生产了一款古龙水，名为"匈牙利之水"，配方中包含了迷迭香。

【精油功效】

1. 心灵疗效

迷迭香精油可舒解人精神上的各种压力，因此适用于疲倦、犹豫不决、记忆力衰退、无精打采、过度紧张等亚健康状态的调理。

2. 身体疗效

迷迭香精油对肺脏的调理很有帮助，可改善哮喘、慢性支气管炎与流行性感冒的症状。对神经系统来说，它有助于恢复知觉，能帮助调理语言、听觉及视觉方面的障碍；对改善头痛、偏头痛的症状也有很好的效果；迷迭香精油还可以活化脑细胞，有助于保持头脑清醒，增强记忆力。

迷迭香精油还有增强心脏功能的效果，能使低血压恢复正常，调理贫血的效果也很好。在对消化系统功能的调节方面，迷迭香精油可改善肝脏充血现象，减轻肝硬化的症状，对于胆结石、黄疸引起的症状也有调理作用；可以增强消化功能，改善结肠炎、消化不良、肠胀气和胃痛等症状。其利尿功能属性有助于改善女性经期中水分滞留症状，另外对蜂窝组织炎、肥胖症也有效；能舒缓痛经，改善月经量过少等问题。

此外，它还是止痛剂，可舒缓痛风、风湿痛引起的症状，缓解肌肉的过度劳累紧张。

3. 皮肤疗效

迷迭香精油对于油腻不洁的肌肤有良好的调理作用，可帮助皮肤细胞恢复活力，延缓皱纹的出现；可调理皮肤炎症所引起的诸如粉刺等问题；迷迭香精油是很好的头发保养品，可改善头皮屑过多、头发油腻、脱发等现象。

【适合与之调和的精油】

罗勒、雪松、肉桂、乳香、天竺葵、姜、薰衣草、柠檬草、橘、香蜂草、欧薄荷。

【注意事项】

孕妇、高血压、糖尿病、癫痫患者不宜使用。

八、檀香

【精油档案】

学名：白檀属。

科名：檀香科。

萃取方法：蒸馏法。

萃取部位：茎。

挥发性：慢。

特质：淡黄至黄棕色，质黏稠，气味浓郁香甜，有甘辣的香脂味。

主产地：东印度。

【概述】

檀香是一种寄生在其他树种上的常绿树，最高可以长到 15 米，有对生的卵形叶片，前端是尖形；花朵没有花瓣，只有花萼与雄蕊。檀香靠依附在周围的乔木或灌木上生长，以 7 年的时间来吸取其他树木的养分而成长，长成后被它吸取养分的树木就会枯死。

以树皮的颜色来分，印度檀香又有白檀、紫檀及黄檀之分，其中白檀才是萃取精油的来源，因此檀香精油也被称作白檀精油。在东印度海拔1000米以上的高山上，雨量充足的区域长成的檀香木品质最佳。能够萃取精油的檀香木必须要有30年以上的树龄，若能达到60年以上的树龄，所萃取的精油更是极品，因为此时树芯的含油量最高，香气与油质都很好。所以檀香精油的萃取很不容易，尤其在印度，提炼檀香精油事业属于国营事业，由印度政府控制。

除了白檀属的檀香精油之外，另外还有两种檀香精油，一种是专做染剂的红色檀香精油；另一种是澳大利亚产的檀香，虽然可以萃取出精油，但品质不如印度檀香精油，因此价格要便宜许多。

【应用历史】

檀香在佛教以及印度教的祭典仪式中或修行中有着独特的作用，阿输吠陀医疗中记载白檀能治热病，紫檀能祛风邪；在佛经中也有多处记载。它独特的安抚作用对冥想很有帮助，因而广泛被用在宗教仪式中。埃及人用檀香来做尸体的防腐处理。

在李时珍的《本草纲目》中，详细记录了檀香的用处，可用于肠胃疾病的胃痉挛、呕吐等，也可以治脓肿和霍乱。从19世纪开始，欧洲的医疗界也开始研究檀香，并对它治疗脓肿、炎症的功效给予肯定。

【精油功效】

1. 心灵疗效

檀香精油可安抚神经紧张及焦虑情绪，放松效果极佳。

2. 身体疗效

檀香精油对于身体的炎症有良好的调理效果，对减轻支气管炎、咽炎引起的干咳有效果；当黏膜出现炎症时，使用檀香精油进行调理能让患者感觉非常舒服，并帮助入眠。它抗抽搐的特性对神经紧张引起的亚健康状态有镇定作用；檀香精油亦可刺激人体免疫系统，预防细菌感染；还可用来治疗胃灼热，由于它收敛的特性，对缓解腹泻也有帮助。

另外，它对泌尿生殖系统也有良好的调理作用，能改善膀胱炎的症状；其催情的特性可用于调理性功能方面的问题，如性冷淡、性无能等。

3. 皮肤疗效

檀香精油是一种对皮肤具有平衡作用的精油，对于湿疹、皮肤老化、缺水以及油性的皮肤有良好的调理作用，能使皮肤保持柔软，减少真皮层的水分丢失，并可改善皮肤发痒、发炎的现象；其抗菌的功效能保护感染的伤口。

【适合与之调和的精油】

佛手柑、黑胡椒、芫荽、快乐鼠尾草、乳香、天竺葵、杜松、薰衣草、柠檬草、没药、橙花、玫瑰、松、花梨木、依兰。

【注意事项】

檀香精油的催情效果较强，应谨慎使用；应避免于沮丧时使用，因为檀香精油有可能会使情绪更低落。

九、茶树

【精油档案】

学名：白千层属。

科名：桃金娘科。

萃取方法：蒸馏法。

萃取部位：叶片与末端的小枝干。

挥发性：快。

特质：从无色至淡色，清澈，低黏度，气味近似尤加利。

主产地：澳大利亚。

【精油概述】

茶树是桃金娘科植物，与丁香、尤加利和香桃木是同一科属的。桃金娘科植物精油的重要特性就是都能抗感染，所以直到第二次世界大战前，茶树都是重要的消毒杀菌药物的来源。后因抗生素的发明，人们喜欢像抗生素这种立即有效的消炎杀菌配方，因此茶树也被冷落了一段时间。后来人们发现病菌会因人类使用抗生素而产生抗药性，进化为更强更难消灭的变种病菌，同时抗生素与其他类似功效的化学药物对人体会有许多副作用，于是茶树的消炎杀菌作用又重新被重视。

茶树的气味新鲜，清中带辣，有明显的消毒剂气味。茶树中的主要成分“胺树酚”能溶解黏液，增强了茶树的消毒渗透力，因此对呼吸道的感染具有良好的调理效果，但这也是其气味刺鼻的原因之一。

茶树精油有两个最为重要的功能，一是可以对抗细菌、微生物、病毒等的感染；二是有较强的提高人体免疫力的功能，当身体受到细菌、微生物、病毒等的侵害时，茶树精油可以有效地提高身体的对抗能力。正是因为茶树精油有以上两种重要功能，使它受到了广泛的应用。

【应用历史】

茶树在很久以前即被澳大利亚原住居民视为具有神奇疗效的药草，直到18世纪末才由英国船长Cook引进欧洲。移民至澳大利亚的英国人也效仿原住居民的方法，在医疗药品短缺时，茶树的叶片可用来救急。因为茶树增强人体免疫系统功能的效果非常好，所以受欢迎的程度与日俱增。澳大利亚、美国和法国都专门研究了茶树抗感染、抗霉菌的功能，特别是深入研究了用茶树精油来治疗各种皮肤病的效果。二次世界大战时，茶树精油是在热带地区作战的军队治疗皮肤损伤的必备良药，常被用于外科及牙科手术中。

在后来的研究中，人们逐渐认识到茶树精油的其他重要功能，并不断有学者在杂志上发表文章，证明茶树精油为强效的抗菌精油，且没有毒性、无刺激性；另外，有学者报道应用茶树精油进行伤口感染的治疗和疤痕复原的调养，取得了良好的效果。

【精油功效】

1. 心灵疗效

茶树精油对神经系统有良好的刺激功效，可以使人保持头脑清醒并有助于疲惫时恢复活力，特别适合于人体受惊吓后的恢复。

2. 身体疗效

茶树精油对于流行性病毒性感冒的调理效果非常好，如果在病毒感染初期就使用它来泡澡或进行蒸气浴，将有助于通过排汗排出病毒，效果非常显著；且对于流行性感冒的其他症状，如呼吸不畅、鼻塞、咽痛，茶树精油都可以发挥良好的调理作用。

茶树精油可以提高人体免疫系统的功能，从而可以增强人体抵抗传染性疾病的能力，并且可以缩短患病的持续时间，为强效的抗菌精油。可用于治疗唇部疱疹、黏膜炎症、腺体炎症和牙龈炎，以及一些持续性感染，并可帮助人体在病毒感染后虚弱状态的恢复。

3. 皮肤疗效

茶树精油对于分泌过于旺盛的皮脂腺有良好的调理效果，因此可用于缓解和消除多种皮肤问题引起的亚健康状态。

【适合与之调和的精油】

肉桂、丁香、丝柏、尤加利、生姜、薰衣草、柠檬、甜橙、迷迭香、百里香。

【注意事项】

在皮肤的敏感部位使用茶树精油可能引起刺激反应，因此要特别注意。

十、依兰

【精油档案】

学名：康纳加属。

科名：番荔枝科。

萃取方法：蒸馏法。

萃取部位：花。

挥发性：慢至中等。

特质：无色或黄色，流质状，清澈，有奇香且气味厚重。

主产地：爪哇、马达加斯加、菲律宾、留尼旺岛、西塞尔。

【精油概述】

依兰又被称为“香水树”，是原产于菲律宾的热带树种，约 30 米高，细小的枝干如柳树般向下垂吊，却有宽大的叶子，夏天会开黄色、紫色或粉红色的小花。

这种树约需栽种 5 年以后才能采收花朵用于萃取精油，10 年左右的树龄是依兰精油产量最大的时间。用来蒸馏精油的是黄色的小花，蒸馏过程中最先流出来的精油香气最浓，末段蒸馏出来的精油香气没有最初的那么浓郁。

虽然它原产于菲律宾，但引至各热带岛屿栽植后，在印度洋上的留尼旺岛、西塞尔反而有更好的品种出现。

【应用历史】

长久以来，南太平洋群岛的原住居民女性都以依兰混合椰子油来用作护发油；印度尼西亚人在雨季经常用它来涂抹身体，以预防传染病。后来欧洲人发现它与水仙的气味很接近，并且更浓郁，于是开始尝试用依兰精油来制作香水，后来又研发出以依兰精油为主要成分的护发油。到了 19 世纪，欧洲的医生开始尝试将依兰精油用在医疗上，用于治疗疟疾等热带地区的传染病。

它的另一项重要功能就是催情作用，从早期印度尼西亚人在新婚夫妇的婚礼上撒满依兰花瓣就显示人们对于这项功能已经有一定的认识；后来通过现代的医学研究，的确也证明它在这方面的功效十分显著。

【精油功效】

1. 心灵疗效

由于依兰精油可调节肾上腺素的分泌，放松神经系统，因而可使人感到欢愉，可舒解愤怒、焦虑、震惊、恐慌以及恐惧的情绪。紧张时易发心悸或有神经质倾向者，可随身携带小瓶的依兰精油，紧张时在手帕上滴几滴精油做深呼吸，将起到良好的缓解效果；另外，依兰精油对妇女产后引发的忧郁症也有很好的调理效果。

2. 身体疗效

依兰精油有兴奋和催情的特性，可用来帮助改善性冷淡和性无能。它对紧张引起的呼吸急促和心悸特别有效，其镇定的特性可以让人放松。依兰精油能平衡体内的激素水平，调理生殖系统的亚健康状态，因此被称为子宫补药，在剖腹产后给产妇使用能使其产生一种温暖感；据说妇女经常使用依兰精油有助于长久保持胸部的坚挺。此外，它对人体血压的调节作用是双向的，既能使高血压者降低血压，也能预防低血压以及缓解心悸症状，对人体血压表现出很好的平衡调节作用。

3. 皮肤疗效

依兰精油可调节和平衡皮脂腺的分泌水平，所以对油性和干性肌肤的调理都有帮助；对头皮也有刺激和补养的效果，可以使新生的头发更具光泽。

【适合与之调和的精油】

佛手柑、丝柏、茉莉、柠檬、乳香、天竺葵、香蜂草、薰衣草、檀香、橙花、玫瑰、花梨木。

【注意事项】

要注意依兰精油应低剂量使用，剂量太高则容易引起头昏、反胃，对皮肤比较敏感者容易产生刺激反应，因此有皮肤炎症和湿疹者最好不要用。

十一、薄荷

【精油档案】

学名：薄荷属。

科名：唇形科。

萃取部位：叶和花朵。

萃取方法：蒸馏法。

挥发性：中等。

特质：气味有强劲的穿透力，给人清凉醒脑的感觉。

主产地：美国、英国。

【精油概述】

薄荷原产于欧洲，也生长于日本和美国，目前主要产地是美国，但品质最好的薄荷产自英国，因为这种植物喜欢在潮湿的气候下生长。薄荷有许多不同的品种，常用来萃取精油的是绿薄荷和水薄荷的混种胡椒薄荷，也有人称它为辣薄荷。

薄荷精油对人体消化系统的调理非常有益，它具有抗痉挛的功效，可以针对性地作用于胃和肠道平滑肌，因此可以治疗肠绞痛、腹泻、消化不良、呕吐及反胃。治疗时只需要用稀释的薄荷油以顺时针方向按摩胃部和腹部即可，喝些薄荷茶也可增强按摩的功效。

【应用历史】

如同其他草药一般，薄荷在古代的埃及、希腊及罗马也为人们所熟知，罗马人喜欢在宴会时用薄荷做成头饰，也有人使用它来制酒，西伯来人则使用它来制造香水。

在希腊神话中，精灵曼莎被冥王布鲁托热烈追求过，而布鲁托善嫉的妻子前去骚扰这个可怜的少女，把她凶残地践踏在地上，布鲁托同情曼莎，就把她变成了薄荷，这就是薄荷命名的由来。所以它的名字在拉丁文便是“Metha Piperita”。

在医疗上，古希腊时代的医药书中就有记载它利尿以及振奋人心的功能，古罗马的药书则有它袪胀气的用法以及帮助消化功能的记录，古罗马人还认为它有催情的作用。

能够生产优良薄荷品种的英国人直到17世纪才开始研究它的功能，从那时起可以看到许多的英国药典都有记载薄荷对肠胃或神经系统的作用，英国茶中非常有名的一种就是薄荷茶。

【精油功效】

1. 心灵疗效

薄荷精油清凉的属性可安抚人愤怒的情绪以及歇斯底里、恐惧的精神状态，对于调节疲惫的心灵和沮丧的情绪功效俱佳。

2. 身体疗效

薄荷精油对人的体温有双重调节的功效，热时清凉，冷时暖身。因此，它治感冒的功效显著，它能抑制发热并促进排汗，对于干咳和鼻窦充血症状有良好的调理作用，可用于配合治疗哮喘、支气管炎、肺炎及肺结核。

薄荷精油在消化系统方面的调理作用十分显著，特别是对于缓解急性的症状效果迅速且明显。它可放松和轻微麻醉胃部肌肉，有效地中和食物中毒，可用于配合治疗呕吐、腹泻、便秘、胀气、口臭、反胃以及胆绞痛、胆结石。

由于薄荷精油气味有强劲的穿透力，给人清凉醒脑的感觉，因此适用于缓解惊吓、眩晕、贫血等。利用它清凉、镇痛的功效，可减轻头痛、偏头痛和牙痛，也可安抚风湿痛、神经痛和肌肉疼痛。

薄荷精油对于调节妇女的亚健康状态效果较好，妇女月经量过少、痛经和乳腺炎用薄荷精油后可得到改善。

3. 皮肤疗效

薄荷精油有助于皮肤排出毒性物质，因而可有效地调理湿疹、癣、疥疮和瘙痒。由于其具有收缩微血管的作用，用其涂抹在皮肤上可产生清凉感，因而可缓解皮肤瘙痒以及皮肤炎症和灼伤引起的疼痛，同时还有助于保持皮肤柔软。薄荷精油可以加快皮肤的新陈代谢，因而可以清除黑头粉刺，对油性的发质和肤质具有很好的调理养护效果。

另外，由于昆虫和皮肤寄生虫都不太喜欢薄荷精油的味道，因而在皮肤上涂抹薄荷精油可以起到保护皮肤的作用。

【适合与之调和的精油】

安息香、雪松、丝柏、薰衣草、橘、马郁兰、绿花白千层、迷迭香。

【注意事项】

怀孕及哺乳期间避免使用。

十二、橙

【精油档案】

学名：柑橘属。

科名：芸香科。

萃取方法：压榨法。

萃取部位：果皮。

挥发性：快。

特质：呈金黄色，有香甜的水果味。

主产地：美国加州、佛罗里达以及西班牙。

【精油概述】

橙树原产于中国和印度，17 世纪被带到欧洲，现在它繁茂地生长于地中海地区、以色列和美国。其精油有的来自甜橙，也有来自苦橙的。

一棵橙树可萃取 3 种不同的精油，令人愉悦的橙精油来自果皮，白花可蒸馏出橙花精油，苦橙精油来自其叶片。

【应用历史】

长久以来橙被视为纯真与富饶的象征，据史书记载，它是特洛伊战争的一个关键。在一项选美赛中，帕里斯颁送“金苹果”给维纳斯作奖品，这只所谓的金苹果，事实上只是一颗橙。之后，维纳斯把绝色美女海伦投桃报李给了帕里斯，只是维纳斯忘了提醒帕里斯，海伦已是有夫之妇，于是便引发了著名的特洛伊战争。

橙（Orange）的字根源自阿拉伯文，据说是十字军把它带回欧洲的。英国人在 16 世纪时开始认识了它，早期的传教士坐船把它带到了美国加州，经过若干年的发展种植，美国加州和佛罗里达已经成为橙的主产地，且目前橙精油的生产已成为当地的重要产业。另外，西印度群岛的居民用它的皮做饮料。它也是做果酱的好材料，香水业及食品业都大量选用橙精油。

【精油功效】

1. 心灵疗效

橙精油可舒缓紧张情绪和精神压力，提振精神及活力，并可改善焦虑引起的失眠。

2. 身体疗效

橙精油在调理紧张引起的消化不良方面非常有效，它可以舒缓肠胃蠕动，缓解腹泻、便秘等消化系统亚健康状态，刺激胆汁分泌以帮助消化。它有助于人体对维生素 C 的吸收，从而提高身体对病毒感染的抵抗力，对预防感冒、支气管炎以及发热状态的调理均有帮助。橙精油可促进体内胶原蛋白的形成，对身体组织的生长与修复可起到很好的调理作用。另外，橙精油还能有效地舒缓肌肉疼痛，可改善血中过高的胆固醇水平。

3. 皮肤疗效

橙精油可促进发汗，因而有助于皮肤排出毒素；同时，它对于皮肤干燥、皱纹等有显著的调理养护作用，是一种品质优良的护肤油。

【适合与之调和的精油】

肉桂、芫荽、丁香、丝柏、乳香、天竺葵、茉莉、杜松、薰衣草、橙花、肉豆蔻、玫瑰、花梨木。

【注意事项】

由于橙精油具有光敏性，因而使用后4～8小时内要避免晒到阳光。

十三、佛手柑

【精油档案】

学名：柑橘属。

科名：芸香科。

萃取部位：果皮。

萃取方法：压榨法。

挥发性：快。

特质：气味清新淡雅，类似橙和柠檬精油，略带花香，融合了果香与花香的丰富气味，是制造香水常使用的精油之一。

产地：意大利、摩洛哥。

【精油概述】

佛手柑的精油萃取自果皮，佛手柑据说是哥伦布从加纳利岛（Canary Islands）带到新大陆的，现在南意大利的卡拉布里亚（Calabria）一带与西西里大量种植专为生产精油的佛手柑；与此同时在非洲，尤其是科特迪瓦一带，也有规模较小的生产。

佛手柑比柑橘属的其他树种矮小，一般只长到4.5米左右，叶子呈细长形，开有白色的小花。黄绿色的果实呈梨形，表皮凹凸不平，与一般的橘子很像，只不过体积较小，十二月至翌年二月间采收。

佛手柑精油的萃取部位是果皮，只要轻轻挤压果皮，就可得到佛手柑的精油，最高等级的精油还是以手工的方式压榨的。精油呈翠绿色，味道较深郁，类似橙和柠檬，略带花香。

在芳香精油中佛手柑精油因杀菌效果奇佳而被广泛运用，许多研究也证实，佛手柑的功效绝不逊于薰衣草，而且佛手柑的质地温和，适当使用可以促进消化系统功能，从而增进食欲、减轻腹部的疼痛。佛手柑对于呼吸系统的亚健康状态有很好的调理作用，可搭配熏香方式使用。佛手柑精油浓厚、甘甜的水果香味不仅让室内芳香，还能发挥出杀菌的效用。

【应用历史】

相传佛手柑是由哥伦布从加纳利岛带到西班牙和意大利的，它的名字来源于意大利的佛罗伦萨北方的一个小城 Bergamot，在意大利传统疗法中，经常以佛手柑入药。许多手稿与植物志中均有记载，不少人晒干佛手柑备用，除了用来治疗腹痛、咳嗽、呕吐等病，也用佛手柑煲水饮用，对于身体调养有一定疗效且无不良反应。

佛手柑精油起初被运用在芳香疗法上是由于它本身的杀菌效果，且其功效不亚于薰衣草精油，可减少室内的尘螨，故常用于过敏性鼻炎及小儿哮喘的缓解；让佛手柑精油的气味在室内弥漫，可以让人感到轻松快乐，其气味可以调节心灵，不但可以消除焦虑情绪以及神经紧张状态，还有净化空气、预防病毒传播的效果；用于皮肤按摩，对于易发粉刺等油性皮肤有很好的调理效果，因为佛手柑精油可以调节油性皮肤的皮脂腺分泌。

【精油的功效】

1. 心灵疗效

佛手柑精油气味清新，有提神的效果，可以安抚愤怒情绪和挫败感。

2. 身体疗效

佛手柑精油是优良的消化系统亚健康状态调理剂，对于缓解诸如打嗝、消化不良等都有良好的效果；另外，对于消化系统的作用最重要的是它调整食欲的功能，这种作用具有双向调节的特点，那就是它无论对厌食症还是贪食症都有效。

佛手柑精油的另一项重要功能就是对膀胱及尿道亚健康状态的调理作用，尤其对于膀胱及尿道炎症的调理有不错的功效；由于其有抑制细菌和病毒的功能，因此可以用来治疗经性行为传播的淋病、阴部瘙痒、阴道炎。

3. 皮肤疗效

佛手柑精油的光敏性是柑橘属植物精油中最强的，可用来制作晒黑剂；同时它也是调养皮肤的上等精油之一，对于调理湿疹、皮肤溃疡、痤疮及牛皮癣等都有效。

【适合与之调和的精油】

黑胡椒、安息香、雪松、肉桂、芫荽、丝柏、茉莉、薰衣草、柠檬、欧薄荷、橙、花梨木、檀香。

【注意事项】

佛手柑精油具有较强的光敏性，用后 6 小时内勿晒太阳。

十五、柠檬

【精油档案】

学名：柑橘属。

科名：芸香科。

萃取方法：压榨法。

萃取部位：果皮。

挥发性：快。

特质：淡黄色或绿色，味道清新芳香而强劲。

主产地：美国、巴西、阿根廷、意大利以及非洲的科特迪瓦。

【精油概述】

柠檬树是柑橘属中较矮小的成员，高约 5 米，虽然树形矮小，但每棵树每年可结约 1500 颗水果，因此产量丰富。柠檬树原产于印度，但现多种植于南欧以及美国的佛罗里达及加州，如今加州的柠檬产量已经多得可以和原产地相匹敌。美国和意大利是柠檬的著名产地，而法国则是世界上食用柠檬最多的国家。

柠檬的嫩叶和花都带紫红色，果呈长圆形或卵圆形，大小如鸡蛋，淡黄色，表面粗糙，顶端呈乳头状；果皮较厚，芳香浓郁；果汁较酸，可用于配制饮料，还可提炼成香料。

柠檬精油不论产量及用途都是果类精油中最多和最广泛的。柠檬精油萃取自果皮，采用冷压法压榨，其清香的气味可以提振精神，帮助思绪的澄清，消除倦怠感，并具有健胃助消化的功能。因富含维生素 C、B，又含有天然果酸，因而对于皮肤上的斑点、细皱纹也有改善的作用，被广泛用于皮肤美容。

【应用历史】

柠檬的英文名称 Lemon 源自于阿拉伯文，是柑橘类水果的意思。虽然原产地在亚洲，但欧洲人在十字军东征时将其带回欧洲之后，就以柠檬为熏香剂及驱虫剂。在十七至十八世纪，西班牙及葡萄牙等地就已发现柠檬用来洗发具有解毒、除臭、抗菌效果，还可用作口腔的气味芳香剂，甚至可以用来对付疟疾及伤寒。

【精油功效】

1. 心灵疗效

柠檬精油具有清香的气味，不仅可以提振精神，而且在感觉炎热烦躁时，可带来清新的感受，帮助澄清思绪。

2. 身体疗效

柠檬精油可以促进血流的畅通，因而可以减轻静脉曲张部位之压力，通常可用于降低血压。它有助于恢复红细胞的活力，因而可以用于减少贫血现象的发生；它同时具有刺激白细胞功能的作用，进而可以增强人体的免疫系统功能，提高身体对传染性疾病的抵抗能力。

柠檬精油具有抗菌的特性，能减轻咽痛、咳嗽等流行性感冒的症状，特别是当出现发烧现象时，柠檬有调节体温而使体温下降的功效。

柠檬精油可以促进人体消化系统的功能，反射性地抑制胃酸的分泌，使胃液的碱性增加。它对胰岛素的分泌功能有明显的促进作用，因此被用以治疗糖尿病。

另外，柠檬精油对便秘以及蜂窝组织炎也有良好的调理作用；亦可减轻头痛、偏头痛、痛风和关节炎，缓解蚊虫叮咬所造成的瘙痒等不适。

3. 皮肤疗效

柠檬精油可以加快皮肤的新陈代谢，有助于老死细胞的去除，使暗沉的肤色变得明亮；柠檬精油可以增强微血管的韧性，可以改善皮肤紫癜等症状。

柠檬精油对油腻的头发以及皮肤有净化的功效，被广泛用于护发和护肤。另外，柠檬精油用于治疗鸡眼、扁平疣和一般疣都很有效，也可以软化瘢痕组织，预防指甲岔裂。

【适合与之调和的精油】

安息香、豆蔻、尤加利、乳香、天竺葵、茉莉、杜松子、薰衣草、檀香、依兰。

【注意事项】

由于柠檬精油具有一定的光敏性，因此用后应避免日晒。

十六、姜

【精油档案】

学名：姜属。

科名：姜科。

萃取方法：蒸馏法。

萃取部位：根。

挥发性：快。

特质：色黄，深浅不一，气味芳香扑鼻，有温暖感，使人愉悦。

主产地：中国、日本、印度、危地马拉、牙买加。

【精油概述】

姜是热带多年生常绿的草本植物，开白色小花，茎块是主要的香料和食材原料，也是提炼精油的来源。姜的茎块多呈结节状，颇像手掌或手指。原产于西印度，盛产在亚洲热带地区，11 世纪时经由香料贸易传至欧洲，后来由欧洲人带至加勒比海地区种植，目前品质最好的姜精油来源于牙买加的姜。

【应用历史】

在中国，姜除了作为食材、香料之外，也作为药材使用，所以药膳配方中经常用到姜，以增进食物的味道或去腥味。中医学认为姜可以祛除湿气以及寒气，在冬天气候湿冷时调养身体的药膳中一般都要用到姜。

在印度历史的药典中，也经常能发现他们记录了姜的用法。印度人对姜的热性多有研究，认为姜在催情方面的功效十分显著。希腊、罗马人则认为姜是温暖的植物，尤其对调理胃寒效果非常好，甚至有排毒的功能，所以姜茶是他们常用的饮料之一。

【精油功效】

1. 心灵疗效

姜精油在人消沉时使用能产生情绪温暖感，并使人感觉敏锐，增强记忆力，使人心情愉快，适用于缓解心理疲倦状态。

2. 身体疗效

姜精油具有温暖的特性，可以促进汗腺的活动，特别有助于改善体内湿气或体液潴留的状态，可用于缓解流行性感冒出现的痰多流涕等症状，也能减轻咽痛及扁桃腺炎。

利用姜精油温暖的特性，还可以调节妇女因受寒而不规律的月经。它可以调节消化系统的功能，促进胃液分泌，对食欲不振、胃寒疼痛、胀气、腹泻等都能起到良好的调理效果。对于缓解反胃、偏头痛、晕车船等也有效。

姜精油具有止痛的功能，常用来缓解关节炎、风湿痛、抽筋、扭伤、肌肉痉挛以及背部的疼痛。它还可以作为催情剂，对治疗性无能有一定效果。另外还可以消除积存的血块。

3. 皮肤疗效

姜精油用于皮肤有助于消散瘀血，可治疗创伤及癣。

【适合与之调和的精油】

白千层、豆蔻、肉桂、芫荽、丁香、榄香脂、尤加利、乳香、天竺葵、柠檬、香桃木、甜橙、迷迭香、绿薄荷、马鞭草。

【注意事项】

姜精油对于敏感性皮肤有一定的刺激作用，因此应当掌握好浓度和用量。

附：按功效归类植物精油

1. 麻醉（止痛）

肉桂，丁香，薄荷。

2. 止痛

罗勒，月桂，佛手柑，桦树，樟树，黑胡椒，白千层，洋甘菊，丁香，芫荽，尤加利，白松香，天竺葵，姜，醒目薰衣草，马郁兰，绿花白千层，肉豆蔻，野马郁兰，薄荷，玉桂子，迷迭香，松脂。

3. 节欲（降低性欲）

马郁兰。

4. 抗酸（抑制胃酸分泌）

柠檬。

5. 抗过敏

洋甘菊，香蜂草。

6. 抗菌

大蒜，茶树。

7. 抗凝血

天竺葵。

8. 抗抽搐

洋甘菊，快乐鼠尾草，薰衣草。

9. 抗抑郁

罗勒，佛手柑，香茅，快乐鼠尾草，天竺葵，葡萄柚，茉莉，薰衣草，柠檬，香茅，山椒，香蜂草，橙花，广藿香，苦橙叶，玉桂子，玫瑰，迷迭香，花梨木，依兰。

10. 缓解牙痛

白千层，肉桂，丁香，肉豆蔻，薄荷，玉桂子。

11. 止吐

洋茴香，八角茴香，黑胡椒，洋甘菊，肉桂，丁香，茴香，姜，肉豆蔻。

12. 回乳

薄荷，鼠尾草。

13. 抗微生物

没药，万寿菊，百里香。

14. 缓解神经痛

月桂，白千层，丁香，柠檬。

15. 抗炎

芹菜，洋甘菊，快乐鼠尾草，尤加利，茴香，愈创木，意大利永久花，薰衣草，没药，广藿香，薄荷，松，玫瑰，檀香，万寿菊，西洋蓍草。

16. 防腐

肉桂，百里香。

17. 止痒

洋甘菊，柠檬，绿薄荷，松脂，茶树。

18. 抗风湿

白千层，芹菜，洋甘菊，丝柏，尤加利，大蒜，愈创木，牛膝草，杜松，柠檬，薰衣草，绿花白千层，野马郁兰，松，迷迭香，鼠尾草，龙艾，松脂，百里香。

19. 抗组织硬化

大蒜，柠檬。

20. 抗坏血病

姜，柠檬，莱姆。

21. 抗菌防腐

罗勒，佛手柑，桦木，黑胡椒，白千层，樟树，雪松，洋甘菊，肉桂，快乐鼠尾草，丁香，丝柏，尤加利，茴香，乳香，大蒜，天竺葵，姜，牛膝草，茉莉，杜松，薰衣草，柠檬，柠檬香茅，莱姆，马郁兰，没药，香桃木，橙花，绿花白千层，肉豆蔻，野马郁兰，玫瑰草，欧芹，薄荷，松，玫瑰，迷迭香，花桃木，鼠尾草，檀香，万寿菊，松脂，茶树，百里香，马鞭草，岩兰草，西洋蓍草。

22. 抗痉挛

欧白芷，洋茴香，罗勒，月桂，佛手柑，黑胡椒，白千层，樟树，藏茴香，豆蔻，洋甘菊，快乐鼠尾草，丁香，尤加利，茴香，姜，茉莉，杜松，牛膝草，薰衣草，菩提花，橘，马郁兰，橙花，肉豆蔻，甜橙，野马郁兰，欧芹，薄荷，苦橙叶，玫瑰，迷迭香，鼠尾草，檀香，绿薄荷，万寿菊，红柑，松脂，百里香，马鞭草，西洋蓍草。

23. 止汗

快乐鼠尾草，丝柏，鼠尾草。

24. 抗蛇毒

罗勒，百里香。

25. 抗病毒

橄香脂，尤加利，大蒜，意大利永久花，薰衣草，穗状花序薰衣草，莱姆，玫瑰草，茶树。

26. 开胃（增进食欲）

月桂，藏茴香，豆蔻，丁香，茴香，姜，肉豆蔻，野马郁兰，鼠尾草，百里香，龙艾。

27. 催情（增进性欲）

欧白芷，洋茴香，罗勒，黑胡椒，豆蔻，欧芹，肉桂，快乐鼠尾草，丁香，小茴香，姜，愈创木，茉莉，杜松，肉豆蔻，橙花，广藿香，玉桂子，玫瑰，花梨木，檀香，百里香，马鞭草，岩兰草，紫罗兰，依兰。

28. 收敛

月桂，安息香，桦木，藏茴香，雪松，丝柏，乳香，天竺葵，愈创木，牛膝草，意大利永久花，杜松，柠檬，莱姆，没药，香桃木，广藿香，薄荷，玫瑰，迷迭香，鼠尾草，檀香，西洋蓍草。

29. 杀菌

罗勒，小茴香，橄香脂，大蒜，尤加利，意大利永久花，薰衣草，柠檬，柠檬香茅，莱姆，没药，香桃木，橙花，绿花白千层，玫瑰草，玫瑰，花梨木，茶树。

30. 安抚及软化组织

白千层，快乐鼠尾草，橄香脂，尤加利，愈创木，没药，绿花白千层，松树，松脂，茶树。

31. 止咳

姜，牛膝草，菩提花，野马郁兰，檀香，百里香。

32. 强心

洋茴香，黑胡椒，藏茴香，樟脑，肉桂，牛膝草，肉豆蔻，百里香。

33. 祛肠胃胀气

欧白芷，洋茴香，八角茴香，罗勒，佛手柑，黑胡椒，藏茴香，豆蔻，胡萝卜子，芹菜，洋甘菊，肉桂，丁香，小茴香，芫荽，莳萝，茴香，白松香，姜，牛膝草，杜松，柠檬，柠檬香茅，马郁兰，香蜂草，香桃木，肉豆蔻，甜橙，野马郁兰，欧芹，薄荷，牙买加胡椒，迷迭香，绿薄荷，龙艾，百里香。

34. 镇定醒脑

罗勒，豆蔻，牛膝草，马郁兰，薄荷，迷迭香，花梨木。

35. 利胆

月桂，洋甘菊，大蒜，意大利永久花，薰衣草，薄荷，玫瑰，迷迭香，西洋耆草。

36. 促进伤口结痂

佛手柑，白千层，洋甘菊，丁香，丝柏，尤加利，乳香，大蒜，天竺葵，牛膝草，杜松，薰衣草，醒目薰衣草，柠檬，绿花白千层，广藿香，迷迭香，鼠尾草，松脂，茶树。

37. 促进皮肤细胞再生

胡萝卜子，乳香，天竺葵，意大利永久花，薰衣草，橘，玫瑰草，橙花，玫瑰，万寿菊，红柑。

38. 减轻黏膜充血

白千层，尤加利，大蒜，薰衣草，穗状花序薰衣草，菩提花，绿花白千层，薄荷，松。

39. 除臭

安息香，佛手柑，香茅，快乐鼠尾草，芫荽，丝柏，尤加利，天竺葵，薰衣草，柠檬香茅，没药，橙花，广藿香，松树，花梨木，苦橙叶。

40. 排毒（中和毒性物质）

黑胡椒，茴香，乳香，杜松，薰衣草。

41. 助消化

洋茴香，罗勒，佛手柑，黑胡椒，藏茴香，豆蔻，洋甘菊，快乐鼠尾草，小茴香，柠檬香茅，橘，马郁兰，香蜂草，橙花，甜橙，欧芹，迷迭香，龙艾，马鞭草。

42. 利尿

欧白芷，月桂，安息香，桦木，黑胡椒，胡萝卜子，雪松，芹菜，洋甘菊，丝柏，尤加利，茴香，白松香，大蒜，天竺葵，愈创木，牛膝草，杜松，薰衣草，柠檬，柠檬香茅，菩提花，欧芹，广藿香，松树，玫瑰，迷迭香，鼠尾草，檀香，松脂，紫罗兰，西洋耆草。

43. 催吐

紫罗兰，玫瑰。

44. 通经

欧白芷，罗勒，月桂，藏茴香，胡萝卜子，洋甘菊，肉桂，快乐鼠尾草，小茴香，茴香，白松香，牛膝草，茉莉，杜松，薰衣草，马郁兰，没药，肉豆蔻，野马郁兰，欧芹，薄荷，玫瑰，迷迭香，鼠尾草，龙艾，百里香。

45. 祛疣

肉桂，大蒜，柠檬，薰衣草棉。

46. 化痰

欧白芷，罗勒，安息香，佛手柑，白千层，雪松，榄香脂，茴香，枞，白松香，大蒜，姜，牛膝草，马郁兰，没药，香桃木，野马郁兰，欧芹，薄荷，松，檀香，茶树，百里香，紫罗兰，西洋耆草。

47. 退热

罗勒，月桂，佛手柑，白千层，樟脑，洋甘菊，丝柏，尤加利，大蒜，姜，牛膝草，柠檬，香蜂草，绿花白千层，甜橙，玫瑰草，广藿香，薄荷，马鞭草。

48. 杀霉菌

雪松，榄香脂，大蒜，意大利永久花，薰衣草，柠檬，香茅，没药，广藿香，万寿菊，茶树。

49. 促进泌乳

洋茴香，罗勒，藏茴香，莳萝，茴香，茉莉，柠檬香茅，山胡椒。

50. 止血

肉桂，丝柏，天竺葵，柠檬，莱姆，玫瑰，松脂。

51. 养肝

欧白芷，月桂，胡萝卜子，洋甘菊，丝柏，葡萄柚，意大利永久花，柠檬，野马郁兰，薄荷，玫瑰，鼠尾草，迷迭香，薰衣草棉，马鞭草，紫罗兰。

52. 提升血压

樟脑，牛膝草，迷迭香，鼠尾草，百里香。

53. 降低血糖

尤加利，大蒜，天竺葵。

54. 降低血压

芹菜，快乐鼠尾草，大蒜，薰衣草，柠檬，菩提花，马郁兰，香蜂草，万寿菊，依兰。

55. 杀虫

洋茴香，月桂，佛手柑，桦木，白千层，藏茴香，雪松，肉桂，香茅，丁香，丝柏，尤加利，茴香，大蒜，天竺葵，杜松，穗状花序薰衣草，柠檬，柠檬香茅，莱姆，山胡椒，香桃木，绿花白千层，野马郁兰，广藿香，松，万寿菊，松脂，茶树，百里香。

56. 通便

洋茴香，黑胡椒，樟脑，茴香，姜，愈创木，柠檬，马郁兰，肉豆蔻，野马郁兰，香蜂草，薄荷，迷迭香，檀香，岩兰草。

57. 调节神经功能

罗勒，洋甘菊，快乐鼠尾草，牛膝草，杜松，薰衣草，菩提花，马郁兰，肉豆蔻，野马郁兰，欧芹，玫瑰，龙艾，紫罗兰。

58. 驱除寄生虫

洋茴香，藏茴香，肉桂，香茅，丁香，小茴香，尤加利，大蒜，柠檬，柠檬香茅，香桃木，野马郁兰，薄荷，迷迭香，松脂，百里香。

59. 助产

洋茴香，月桂，快乐鼠尾草，丁香，莳萝，茉莉，杜松，薰衣草，肉豆蔻，欧芹，玫瑰，绿薄荷。

60. 软坚散结

白松香，茴香，大蒜，葡萄柚，迷迭香。

61. 促进末梢循环

黑胡椒，樟脑，尤加利，姜，杜松，野马郁兰，玉桂子，松，松脂。

62. 镇静

安息香，佛手柑，雪松，芹菜，洋甘菊，快乐鼠尾草，丝柏，乳香，茉莉，薰衣草，菩提花，橘，马郁兰，香蜂草，橙花，苦橙叶，玫瑰，鼠尾草，檀香，马鞭草，岩兰草，依兰。

63. 补脾

欧白芷，洋甘菊，丁香，茴香，意大利永久花，野马郁兰，薰衣草，玫瑰。

64. 促进唾液分泌

豆蔻，肉桂。

65. 促进肾上腺素分泌

欧白芷，洋茴香，八角茴香，罗勒，月桂，黑胡椒，白千层，樟脑，藏茴香，肉豆蔻，肉桂，香茅，丁香，芫荽，小茴香，尤加利，茴香，姜，牛膝草，柠檬香茅，绿花白千层，肉豆蔻，野马郁兰，薄荷，松，迷迭香，绿薄荷，龙艾，百里香。

66. 健胃

欧白芷，洋茴香，八角茴香，罗勒，月桂，佛手柑，黑胡椒，豆蔻，洋甘菊，肉桂，快乐鼠尾草，芫荽，莳萝，茴香，姜，牛膝草，杜松，柠檬，香蜂草，没药，肉豆蔻，甜橙，野马郁兰，薄荷，玉桂子，玫瑰，迷迭香，薰衣草棉，红柑，龙艾，马鞭草。

67. 促进排汗

欧白芷，罗勒，白千层，樟脑，洋甘菊，莳萝，茴香，大蒜，姜，香蜂草，牛膝草，杜松，薰衣草，没药，薄荷，松，迷迭香，茶树。

68. 补养

罗勒，佛手柑，黑胡椒，豆蔻，胡萝卜子，快乐鼠尾草，乳香，大蒜，天竺葵，姜，葡萄柚，牛膝草，杜松，柠檬，柠檬香茅，莱姆，橘，马郁兰，香蜂草，没药，肉豆蔻，橙花，甜橙，野马郁兰，欧芹，广藿香，玉桂子，松，玫瑰，迷迭香，花梨木，鼠尾草，檀香，红柑，百里香，马鞭草，岩兰草，西洋耆草。

69. 调理子宫功能

快乐鼠尾草，丁香，乳香，茉莉，香蜂草，没药，玫瑰。

70. 收缩皮肤血管

丝柏，天竺葵，薄荷。

71. 扩张皮肤血管

大蒜。

72. 驱蠕虫

罗勒，佛手柑，白千层，樟脑，藏茴香，胡萝卜子，洋甘菊，肉桂，丁香。

73. 治疗创伤（预防组织退化，有助于伤口止血）

安息香，佛手柑，樟脑，洋甘菊，榄香脂，尤加利，乳香，白松香，天竺葵，牛膝草，杜松，醒目薰衣草，薰衣草，马郁兰，没药，绿花白千层，野马郁兰，迷迭香，薰衣草棉，龙艾。

第七章　芳香疗法配方学基础

第一节　精油的调配

精油的调配指的是将一种或多种植物精油按一定的比例，与媒介物如植物油、乳液、芦荟胶、酵母胶、矿物胶或绿泥岩粉等做合理的调配，用于芳香疗法，以发挥植物精油的最大效用。

将多种功效相似的精油调配在一起，各种精油相互协调作用，对于亚健康状态的调理，通常能达到更理想的效果。但是调配精油绝对不是简单地将几种功效相似的精油混合在一起，而是首先要对精油的特性及精油调配的原则有充分的了解和掌握，并不断地在实践中获得经验；还要对于芳香疗法调理对象的亚健康状态有充分的了解，并灵活运用中医辨证论治的方法，准确分析产生亚健康状态的根本原因，在辨证的基础上准确地施以芳香疗法，才能达到最好的效果。

因此，为了更好地理解芳香疗法的精油配伍原则，我们可以把精油的调配看作是中医的方剂配伍，二者都是在辨证论治的原则下来进行的。植物精油就相当于中医方剂中的中药，中医方剂中要正确地选择中药，就必须对每味中药的性味归经以及功效特性有详细的了解，因而在进行精油调配时首先要对每一种单方精油的性味特性以及对于心灵、身体和皮肤的功效有准确的把握，才能做到正确选择单方精油的品种。

中医方剂的配伍首先必须确定治疗法则，才能有针对性地选择中药，而治疗法则的确定必须以对病情进行准确的辨证为基础。植物精油的调配是为了更好地调理人体的亚健康状态，因此也必须确定精油配方的调理法则，这就要求我们必须对于所调理对象的亚健康状态进行准确的分析辨证，在辨证的基础上制定有针对性的合理的调理法则，这是进行植物精油调配的基础之一。

中医方剂的配伍在确定治疗法则后，根据中药的性味以及功效，必须按照方剂配伍的原则，将中药进行有规律的组合，才能得到一张真正能够发挥治疗作用的处方。在进行植物精油调配时，也要按照配方的规律，分出配方中的君、臣、佐、使，将植物精油进行有规律的组合，才能做到目的明确、作用专一，所发挥的调理作用才能照顾到亚健康状态的方方面面，从而有针对性地发挥植物精油配方的最大效用。

为了掌握植物精油配方的方法，我们首先需要了解以下几方面的基础知识：

一、植物精油的君臣佐使调配原则

为了比较容易地理解植物精油的君臣佐使调配原则，我们先介绍中医方剂配伍的君臣佐使的原则。

所谓“君臣佐使”，即从多元用药的角度，论述中药在方剂中的地位及配伍后的性效变化规律。它高度概括了中医遣药组方的原则，是七情配伍的进一步发展，对学习研究中药成方和指导临床合理用药具有极其重要的意义。

1. 君药

中医方剂中的“君药”指的是在处方中对处方的主证（即辨证的主要方面）或主病起主要治疗作用的药物。它体现了处方的主要作用方向，它所起的作用在所有用药中最突出，是组方中不可缺少的药物。

2. 臣药

中医方剂中的“臣药”有两方面的含义，一是辅助君药加强治疗主病和主证作用的药物，二是针对兼病或兼证起治疗作用的药物。

3. 佐药

中医方剂中的“佐药”有三方面的含义，一是为佐助药，协助君药、臣药加强治疗作用，或直接治疗次要兼证或兼病的药物；二是为佐制药，用以消除或减缓君药、臣药的毒性或烈性的药物；三是为反佐药，就是根据病情需要，使用与君药药性相反而又能在治疗中起相成作用的药物。

4. 使药

中医方剂中的“使药”有两方面的含义，一是引经药，即为引方中诸药的药力直达病所的药物；二是调和药，即调和诸药的作用，使其合力祛邪。

了解了中医方剂配伍的君臣佐使的原则，我们可以把它运用到植物精油的调配。植物精油的配方是为了实现调理亚健康状态的效果，针对亚健康状态的突出矛盾，在配方中必然要选择解决这个突出矛盾最有效的精油品种，它在精油配方中是必不可少的，我们可以把配方中起到这种作用的精油称为“君”。

我们还要选择一些与作为“君”的精油作用类似的其他植物精油，相互配合，以增强调理的效果；或者选择能够调理亚健康状态中非主要矛盾的植物精油，以求达到全面调理的目的，我们称之为“臣”。

由于精油配方中作为“君”和“臣”的植物精油不仅有其作用的特性，也或多或少地存在作用的偏激性，例如有的植物精油不经稀释直接使用会对人体产生较大的刺激性，这时我们需要选择其他可以缓和其偏性的其他植物精油或介质，以达到更好的调理效果。这些植物精油或介质成为配方中的“佐”。

我们知道，植物精油由于具有一般植物的特性，其对人体的作用也有归经的规律。因此在精油配方中可以选择一些针对所调理的亚健康状态具有较强归经性质的精油，加入到配方中，以增强配方的作用针对性。我们称之为配方中的“使”。

掌握了植物精油配方的君臣佐使原则，我们就可以有的放矢地优化配方中精油品种的选择，从而提高调理效果。

二、精油的协同与拮抗作用

精油的协同作用是指两种或两种以上的精油混合调制后，其某一方面的作用会增强。例如当我们把薰衣草和香柠檬精油混合在一起时，香柠檬的镇静效果会增强；而如果把柠檬和香柠檬精油相混合，则香柠檬的刺激神经、恢复精力的作用会更强。而拮抗作用则相反，几种纯香精油经过混合调制后，其作用力可能会降低或减弱一部分，甚至产生反作用。因此，我们在制定精油配方时要充分考虑多种精油的协同与拮抗作用，切忌随意调配。

三、精油的稀释比例

由于绝大部分纯精油不可以直接使用在皮肤上，以免刺激性过强而损伤皮肤，所以在绝大部分情况下需要将纯精油与基础油进行稀释。

根据用基础油稀释后精油的百分比含量，可分为一般量稀释（单方精油含量为2.5%，基础油为97.5%）、低量稀释（单方精油含量为1%～2.5%）、超低量稀释（单方精油含量为1%以下）三种。一般情况下为了实际操作的简单易行，大部分人习惯以滴数计算精油用量，1毫升精油约为20滴。以下介绍目前亚健康调理过程中实用的精油配方稀释法。

1. 一般量稀释（2.5%）

基底油毫升数÷2=可添加单方精油总滴数。下面以调配20毫升治疗蚊虫叮咬的精油为例，说明植物精油的一般量稀释法。

基础油的选择：20毫升甜杏仁油或荷荷巴油。

单方精油成分：薰衣草、茶树、佛手柑。

精油总数量：20毫升基底油÷2=10滴精油。

每种单方精油的滴数：薰衣草5滴+茶树3滴+佛手柑2滴=10滴。

2. 低量稀释（1%）

该法适用于敏感肌肤的亚健康调理，其具体计算方法为：基底油毫升数÷4=可添加精油总滴数，换算方式同上。

3. 超低量稀释

该法适用于成人极敏感肌肤、儿童和婴儿的亚健康调理，其具体计算方法为：

每10毫升基底油仅添加1滴精油，抑或单独使用基础油（注意初期使用精油建议以超低量稀释为主）。

四、精油的挥发性

香水工业中将香水的挥发速度分为快速、中速和慢速三种，这样有助于生产协调完美的香水。同样将这种方法应用于芳香疗法，能够创造出和谐均衡的复方精油，效果更佳。

1. 快速挥发的精油

快速挥发的精油其芳香气味的散发轻柔快速，能醒脑提神。在复方精油中首先闻到的是这类精油的香味。这种精油的香气挥发性极强，不能长时间保持。以下精油均属此类：佛手柑、尤加利、葡萄柚、柠檬、柠檬香茅、薄荷和茶树等。

2. 中速挥发的精油

中速挥发的精油是复方精油的核心部分。这种精油能均衡各种香气，闻起来暖和轻柔，沁人心脾。花类、香草类或辛香类精油多属此类，如罗勒、黑胡椒、豆蔻、蓝甘菊、洋甘菊、快乐鼠尾草、茴香、姜、薰衣草、马郁兰、玫瑰草、没药、松、迷迭香、花梨木等。

3. 慢速挥发的精油

慢速挥发的精油是复方精油中最稳固的部分。这种精油香气持久，有渗透性，十分浓烈而且潜藏至深，能够保持和稳定其他精油的香气。这类精油有乳香、茉莉、没药、广藿香、檀香、岩兰草和依兰等。

最合理的复方精油配方最好同时能包括有三种不同挥发度的精油，其比例以快: 中: 慢为 2∶2∶1 为最佳。

五、精油调配的注意事项

1. 调配精油必须选择通风良好的房间，以免气味过强而引起身体不适。因为精油的芳香分子非常微小，只要几滴的量就会很快迷漫整个空间。

2. 调配精油前应将用具及双手进行消毒，调配用的容器必须非常干净，以免破坏精油的品质。

3. 保存精油所用的瓶子必须是琥珀色或深色，主要是为了防止光线破坏精油的品质；且最好是用玻璃瓶，不可用塑料瓶或滴管瓶，以免精油的品质受到影响，因为精油会分解塑料瓶及滴管之橡胶。

4. 精油调配好并装入器皿内必须立即旋紧盖子，以免精油产生气化及灰尘掉入而破坏精油品质。

5. 调配所用之基底油可互相调和，但勿与其他已制成按摩油的制品混合，以免破坏精油品质。

6. 在操作者还没有掌握足够的知识和经验时，最好调配的精油种类不超过 3 种，并从低量稀释的浓度开始进行。

7. 调配精油时每次的量不要太多，建议只调配当次使用量或者维持 3 个月的量。在特殊情况下调配需要保存较长时间（3～6 个月）的精油时，应加入有抗氧化作用的小麦胚芽油。

8. 调配精油时要注意是否存在多种精油之间功能互相抵触的情况，应该予以避免。

9. 精油调配完毕后，务必在每瓶复方精油上附一个说明，标注它是什么时候调配的，用了哪些材料，以及使用人的姓名、当时身体状况如何。有了调配日期，就能清楚地知道应该在什么时间之前用完它，以免保存时间太长而影响精油的品质。准确记录所使用的材料，能让使用者了解哪些精油最适合自己，哪些需要调整。当一种调配好的精油在一个家庭中多人使用时，就必须清楚地标注好姓名。

第二节 常用基础油介绍

一、定义

基础油又称媒介油，多数为植物油，用于植物精油调配过程中稀释精油。基础油多数来源于植物的种子、坚果、花朵、整株植物等，大多以冷压、温压和浸泡等方式提取。

二、基础油的作用以及品质要求

由于纯植物精油的浓度太高，直接接触皮肤的刺激性太强，需要稀释后使用。因此常用基础油来缓冲、稀释浓度过高的纯精油，还可以协助纯精油更好地渗透入人体需要调理的部位。

另外，基础油本身含多种矿物质和不饱和脂肪酸，对皮肤有修护滋润的功效，同时可降低按摩时给皮肤造成的不适感。

基础油也有比较严格的品质要求，必须不含化学添加成分或人工防腐剂，要求闻起来要新鲜，瓶内没有混浊物和浮游物，标签上须标示有保存期限。

三、基础油的存放要求

1. 存放在较阴凉处，避免阳光直射。
2. 首次开封后应在瓶身标明开封日期。
3. 从瓶内倒出基底油时勿将瓶口接触手。
4. 每次用完后必须盖紧瓶盖。
5. 开瓶后应尽快用完。基础油与精油开封调配后保存不宜超过 6 个月，因此一次不宜调配过多。

6. 荷荷巴油存放在冰箱内会比较浓稠，在使用前放于室温即可，绝对不可用微波加热，以免破坏其品质。

四、基础油的功能分类

1. 主要用途基础油

可以完全只用这种基础油来做调配用的称为主要用途基础油，一般在调配时最后加入，为构成产品的主要元素。

2. 加强用途基础油

有一些基础油在进行植物精油调配时不仅用于稀释，主要是用于加强产品疗效，用来补充和强化调配产品所用，称为加强用途基础油。在调配时若有其他基础油加入，应第二位加入，比例一般是25%～50%。

3. 支撑用途基础油

还有一类基础油主要是用于延长调配产品的使用时间，防止其过快氧化，称为支撑用途基础油。在调配时若用到多种基础油，支撑用途基础油必须是最先加入，比例一般是10%左右。

五、常用基础油介绍

1. 葡萄籽油

混合剂量：100%。

提取部位：种子。

萃取方法：冷压法。

适用皮肤：葡萄籽油质地清爽，适用于油性肌肤，以及青春痘、敏感脆弱肌肤的调养。

身体疗效：适用于油性肌肤。

说明：市面上的葡萄籽油绝大部分是经过加工处理的，一般是经过高温油炸的，常呈现无味状；真正冷压后得到的葡萄籽油会有陈年酒般的醇香味，相当珍贵。葡萄籽油含有多种不饱和脂肪酸，非常适合动脉硬化及高血压者作为日常调养之用。高品质的葡萄籽油甚至可以口服。

2. 甜杏仁油

混合剂量：100%。

提取部位：果仁。

萃取方法：冷压法。

适用皮肤：适合于多种类型的肌肤，特别适合用于调理油性、干性肌肤的瘙痒；肌肤炎症时使用可减轻敏感及红肿现象，对青春痘有调理作用。

身体疗效：可用于配合治疗湿疹、牛皮癣。

使用注意事项：对果核过敏者谨慎使用。

说明：有淡淡的清香味，含维生素 A、B_1、B_2、B_6、E 等。

3. 荷荷巴油

混合剂量：100%。

提取部位：荷荷巴豆。

萃取方法：冷压法。

适用皮肤：具滋润营养价值，对老化性肌肤、干性肌肤、皮炎、肌肤粗糙等有良好的调理作用，还可促进头发的生长。

身体疗效：可用于配合治疗关节炎、风湿、皮肤湿疹等。

说明：荷荷巴油相当稳定而不易氧化，在植物精油调配中常会作为支撑用途基础油使用，添加于其他植物精油中以抗氧化。荷荷巴油在低于10℃时会呈现为固体状态。

4. 月见草油

混合剂量：10%～15%。

提取部位：种子。

萃取方法：冷压法。

适用皮肤：对肌肤老化有良好的调理作用，可促进细胞与组织再生，改善心理压力过大诱发的皮肤疾病。

身体疗效：可用于配合治疗多发性硬化症、更年期综合征，还可用于调节月经周期，促进体内激素水平的平衡。

使用注意事项：正在服用激素类药或避孕药者，或有癌症家族遗传史者，使用应谨慎。

5. 玫瑰籽油

混合剂量：10%～100%。

提取部位：豆荚。

萃取方法：冷压法。

适用皮肤：老化肌肤、干性肌肤、伤口、妊娠纹、疤痕组织。

身体疗效：可使心情平静，平衡体内激素水平，可用于配合治疗子宫内膜异位症。

说明：玫瑰籽油含有大量的维生素 C，具有抗坏血病、抗出血的特性；因其含少量反式维甲酸，可用于利尿。

6. 小麦胚芽油

混合剂量：15%。

提取部位：小麦种子发芽的部位。

萃取方法：温压法。

适用皮肤：老化肌肤、干性肌肤、青春痘，可强化皮肤弹力纤维。

身体疗效：可用于配合治疗湿疹、牛皮癣；因其含有丰富的抗自由基，对缓解肌肉疲惫感有帮助，可作为运动后的按摩油。

使用注意事项：高血压者禁用，对麦类过敏者禁用。

说明：小麦胚芽油含有丰富的维生素 E 及维生素 A、B_1、B_2、B_3 等，另外还含有丰富的矿物质 Co、Fe、K、Zn 等。

第三节　亚健康芳香疗法配方举例

亚健康芳香疗法的配方的组成可谓是千变万化，并没有少数的几种配方可以适用于所有的亚健康状态的调理。正确的配方应该是在掌握调理对象的基本情况，用中医学辨证的方法确定调理原则后，按照芳香疗法配方的原则，选择合适的植物精油进行组合，并用正确的方法进行调制，才能达到良好的调理效果。

以下提供几个常用的亚健康芳香疗法配方，作为举例，可以参考这些配方的思路，运用到实践中。

1. 调理过敏配方

洋甘菊、香蜂草。

2. 调理湿疹配方

佛手柑、洋甘菊、天竺葵、牛膝草、杜松、薰衣草。

3. 调理痛风配方

罗勒、安息香、樟树、茴香、杜松、迷迭香。

4. 调理风湿病配方

（1）局部调理配方：洋甘菊、樟树、尤加利、薰衣草、迷迭香。

（2）一般调理配方：安息香、丝柏、尤加利、牛膝草、杜松、薰衣草、迷迭香。

5. 调理膀胱炎配方

佛手柑、雪松、尤加利、杜松、薰衣草、檀香。

6. 调理月经周期配方

鼠尾草、香蜂草、玫瑰。

7. 调理月经过多配方

丝柏、玫瑰。

8. 调理心悸配方

薰衣草、香蜂草、橙花、胡椒、薄荷、迷迭香、依兰。

9. 调理便秘配方

黑胡椒、樟树、茴香、马郁兰、玫瑰。

第八章　精油的美容作用

植物精油可以说是植物的灵魂，它萃取自植物的花、叶、根、茎、果实、籽、果皮等部位。各种植物所能萃取出的精油量，是根据植物的不同而有所差异，例如玫瑰花苞只含有极少可被萃取的部分，通常约100朵玫瑰花才能萃取出一滴玫瑰精油，可见其珍贵。精油具有良好的护肤作用，并且它与其他任何护肤品不同的是，在保养肌肤的同时，还有调理身心的作用。

在很早的时候，我们的祖先就知道有些特殊的植物可以让皮肤变得更光滑，例如用柠檬来祛角质，用玫瑰来沐浴等。其实这就是最早的植物精油美容法。

第一节　衰老性皮肤的精油美容法

人的皮肤衰老时，会逐步出现下列不同程度的特征：

1. 皮肤干燥、无光泽，肤色暗淡，缺乏弹性。

2. 皮肤紧绷无润泽感，或皮肤松弛，有下垂感。

3. 不同程度出现皮肤色斑。手指甲、头发干燥、无光泽。

4. 角质细胞呼吸作用减慢，新陈代谢功能衰退。

5. 皮肤血液循环功能减退，血管抵抗力低下，易破裂出血，出现老年性紫斑。

6. 汗腺退化，使皮肤干燥，水分容易从表皮流失。

由于精油具有良好的渗透性、亲脂性及促细胞再生功能，在抗皮肤衰老方面有很好的功效，如玫瑰、乳香等。

针对皮肤出现皱纹可使用植物精油配方：橙花+乳香+薰衣草。

面部紧肤可使用植物精油配方：柠檬＋乳香＋迷迭香＋薰衣草（天竺葵）。

第二节　敏感性皮肤的精油美容法

皮肤敏感是指皮肤受到外界多种刺激后容易产生较常人明显的反应。过敏是指皮肤受到特殊致敏因素的影响所产生的红、肿、热、痛等现象。

皮肤敏感以及过敏的原因主要包括以下先天性和后天性因素：

1. 先天性因素

与遗传有关，一般多为敏感体质，特别是极度缺水性皮肤常有敏感现象。

2. 后天性因素

主要包括以下方面：

（1）环境因素：诸如季节交替、温湿度变化、花粉浓度高、空气污染、紫外线强烈等均易造成或诱发皮肤的敏感或过敏。

（2）内在疾病：如长期肠胃功能紊乱，各种内脏疾病及内分泌紊乱等。

（3）长期营养不良。

（4）长期精神状态不稳定，压力过重，过度抑郁，或受到强烈的精神刺激等。

（5）长期服用或涂擦某一种强力药霜或激素类药膏。

（6）过度清洁皮肤，过度使用碱性的肥皂等生活用品，过度去角质。

敏感性皮肤用精油护理可采用以下方法：

第一阶段：月见草油10ml＋3滴洋甘菊（注：此阶段皮肤会出现酸激反应现象）。

第二阶段：修复期（此配方必须在酸激反应后才可使用）用洋甘菊2滴＋玫瑰2滴＋10ml月见草油。

第三阶段：巩固和兼治皮肤上其他问题。

皮肤出现红血丝可采用：洋甘菊＋玫瑰＋檀香。

皮肤过敏的护理可采用：薰衣草＋甜杏仁油。

第三节　痤疮性皮肤的精油美容法

痤疮性皮肤的形成因素主要是雄性激素分泌过剩，有以下一些因素可以导致雄性激素分泌过剩：

（1）皮脂腺增生，分泌过多皮脂。

（2）毛囊口角化，上皮细胞增生，角质变厚，角化细胞粘连，使得皮肤的皮脂产生与排出平衡失调，这是产生粉刺的主要原因。

（3）面部面疱杆菌、葡萄球菌、链球菌等混合感染发生炎症。

（4）女性生理周期雌性激素分泌下降、雄性激素水平相对升高。

（5）与各种器官特别是消化器官功能障碍有关。

（6）体内缺乏维生素 B 及 A 族维生素。

许多植物精油因有良好的平衡油脂能力及消炎收敛特性，用于治疗痤疮效果突出，举例如下：

脓头痤疮：茶树。

血毒痤疮：薄荷。

严重痤疮粉刺：佛手柑 + 尤加利 + 檀香 + 薰衣草。

毛孔粗大、油脂分泌旺盛：快乐鼠尾草 + 薰衣草 + 广藿香 + 薄荷。

美容院祛痘配方：柠檬 + 杜松 + 薰衣草。

家居痤印祛除配方：柠檬 + 乳香 + 天竺葵 + 薰衣草。

第九章　精油与情绪养生

第一节　情绪与健康

人的情绪与健康长寿有着密切关系。中医学理论对于人的情绪归纳为七情，即喜、怒、忧、思、悲、恐、惊。人的七情在正常情况下是情绪的正常表现，但七情表现太过则可以对人体的五脏六腑产生伤害。因此控制好七情特别是喜、怒、哀、乐，对于维持健康具有重要的意义。在现代社会，对于七情的控制我们需要重点注意以下方面：

首先要“控怒”。《素问》说：“怒伤肝”、“百病生于气”、“怒则气上”。一个人如果大怒过度，则容易伤肝，会出现面红、耳赤、气逆，重者出现吐血，甚至身亡。很多养生有素的人都非常宽宏大度，遇事不怒。孙真人在《养生百字铭》中说：“怒多偏伤气，思多大损神，疲易役（疲劳），气弱病来侵”，且指出了“安神易悦乐、惜气保和纯”的科学道理。

二是要“消愁”。因为愁与“思”、“忧”相关。愁眉不展，精神萎靡，不利于身体健康。中医认为“思伤脾”、“忧伤肺”，俗话亦说“愁一愁，白了头”、“愁十愁，病没头”。愁的情绪过度时，则容易伤气，出现肺气虚或脾气虚、肺脾气虚的一系列症状。因此“消愁”对于保持健康十分重要。

三是要“克悲”。生活上有时会遇到意外不幸，如天灾人祸、破财、事业失败等，使人的精神受到巨大打击，悲痛欲绝。悲比忧更甚，中医理论认为“悲伤肺”，悲哀过度可使肺气耗散，进而耗伤气阴，出现肺气虚、肺阴虚或气阴两虚的症状。要保持健康，中医养生理论要求人们遇到悲哀的事情要节哀，自我控制感情，寻求安慰，解脱痛苦。

四是“戒躁”。这里所说的“躁”，指急躁、烦躁、暴躁，是情绪激动的表现。躁可导致愤怒、忧愁、悲哀。科学家研究证明，人在急躁过度时，心理失去平衡，人体的免疫能力下降，容易导致致病因素的侵入而发病。因此身体弱、抵抗力差的老年人尤应戒躁，在遇到打击时不要急躁；喜出望外时不要太激动，要做到“冷处理”，平息感情“冲动”高峰。

第二节　精油调节情绪

情绪与健康有着重要的关系，因此情绪的调节就显得尤为重要，一方面人需要提高自身修养，增强情绪的自我调节能力；另外，可以充分利用植物精油在改善人的情绪方面的特殊作用，根据情绪过激的种类，相应地选择有针对性调节作用的植物精油，配以适当的调节方式，能够收到良好的效果。以下按照七情调节的重要方面介绍具有针对性作用的植物精油的选择。

1. 控怒

可选择应用的植物精油种类有：橙，佛手柑，柠檬，丝柏，葡萄柚，橙花，玫瑰，欧白芷，乳香，快乐鼠尾草，天竺葵，杜松，胡萝卜子油，百里香，洋甘菊，迷迭香，马乔莲，甜橙。

2. 消愁

可选择应用的植物精油种类有：肉桂，茉莉，玫瑰，牛膝草，胡萝卜子，芹菜，洋甘菊，葡萄柚，万年青，薰衣草，罗勒，广藿香，茴香，橙花，乳香，丁香，檀香，丝柏，百里香。

3. 克悲

可选择应用的植物精油种类有：安息香，佛手柑，苦橙花，檀香，玫瑰，乳香，没药，丝柏，天竺葵，茶树，万年青，橙花。

4. 戒躁

可选择应用的植物精油种类有：薄荷，尤加利，橙，佛手柑，檀香，茉莉，乳香，牛膝草，鼠尾草，天竺葵，杜松，芹菜，百里香，马郁兰，薰衣草，迷迭香。

第十章　芳香疗法中常用的按摩方法

芳香疗法是一种利用天然植物精华进行的自然疗法，它是将各种有益于人体的植物精油成分利用多种方法渗入人体皮肤等器官，甚至通过血液循环系统进入人体内，从而发挥植物精油对人体的各种功效，达到调理人体亚健康状态的目的。

在运用芳香疗法过程中，不仅需要依靠中医学理论的指导，还需要结合中医学的各种治疗和调养方法，在这些方法中以按摩疗法运用最为广泛。在目前芳香疗法调理亚健康的实践中，植物精油与按摩疗法的结合使用已经成为最重要的一部分。

按摩可以改善皮肤的代谢和营养，有利于汗腺和皮脂腺的分泌，促进毛细血管的扩张，加快血液和淋巴的循环，使局部皮肤温度升高、代谢加快，可以改善皮肤的光泽度和弹性。

按摩过程中手法的物理作用可转化为热能，从而增强机体的能量代谢和营养物质的供应，增强肌肉组织的弹性和活力，同时可加快损害组织的修复过程，促进炎症渗出物的吸收，消除肌肉组织的痉挛和疲劳。

按摩还可以调节神经系统的兴奋和抑制过程，缓解人体的紧张和疲劳感；可对人体植物神经系统产生良好的调节作用，从而调节内脏、血管、腺体等组织的功能；并可以改善和增强机体的免疫能力。

按摩的效果是日积月累的，每次按摩后的几个小时内感觉很舒服，使用植物精油进行按摩则会使舒适感的保持时间延长；并且结合按摩的手法可以使植物精油在很短时间内进入体表组织器官，进而迅速进入血液循环，不仅对人的肌肤产生良好的调理作用，使全身肌肤变得更加结实、有弹性，肤色变得红润、有光泽，而且可以对循环、神经及呼吸系统等产生迅速的调理作用，将体内滞留的毒素及有害物质迅速排出体外。

另一方面，在进行芳香疗法调理的过程中，植物精油如果配合按摩的方法一起使用，调理人体紧张以及疼痛的效果绝不亚于镇静剂和一般止痛剂，且无成瘾性和刺激性等副作用。

按摩是中医学的一门重要学科，内容十分丰富，用于亚健康调理的方法也有很多种，但在芳香疗法过程中使用的按摩手法主要有美容塑身按摩、足部按摩、循经按摩以及淋巴排毒按摩法等，以下内容将作一介绍。

第一节　美容塑身按摩

美容塑身按摩是中医学中独特的摄生保健方法之一，早在2000多年前成书的《黄帝内经》中就有按摩治疗多种疾病的记载，其中所涉及的按摩治疗口眼歪斜的方法，是按摩用于美容的最早例证。

所谓按摩，是指在人的躯体的一定部位施以不同手法的操作，以达到治疗疾病、调理身体的作用。按摩可以促进血液循环，增加局部的血流量，有助于营养物质的运送和代谢产物的排出，因此可有效地消除黑眼圈，促进皮肤保持红润光泽；按摩可促进经脉畅通，气血调和，施以特定的手法还可补虚泻实、扶正祛邪，是延缓皮肤衰老、促进容颜姣好的有效方法。施以适当的手法按摩可以起到除皱消斑、生津润肤、益精乌发、通经活络、固齿明目、丰乳隆胸、减肥健体、宣肺通窍、养心安神、疏肝解郁、健脾和胃、补肾聪耳、消除疲劳等功效。

美容塑身按摩法简单易学，操作时既可由他人施术，也可自我按摩，且基本不受时间、地点的限制，可以根据需要随时进行，安全可靠。

美容塑身按摩以手法刺激穴位或局部体表而达到美容的目的，因此通常要用到穴位的知识。人体的穴位除位于正中线的为单个外，一般均为两侧对称。在进行美容塑身按摩时，一般对称的双侧穴位都应操作；但如果是偏于一侧的亚健康状态，则以患侧为重点，健侧为辅。

一般来说，按摩手法频率低、压力小、刺激时间长的，能使生理功能亢奋；手法频率高、压力大、刺激时间短的，能抑制生理功能。按摩时要根据情况，因人、因时、因地制宜，灵活选用手法，灵活掌握刺激的强度与频率。美容塑身按摩宜与身体锻炼相结合，若按摩前后辅以医疗保健体操，则有助于提高美容塑身效果。

一、常用美容塑身按摩手法

（一）推法

【定义】

手贴皮肤着力于一定的部位施加压力，直线推动的手法称为推法。可分为指推法、掌推法和拳推法等。

【动作要领】

1. 指推法

用拇指端或拇指面着力，按经络或顺肌纤维方向平行推进（图10－1）。

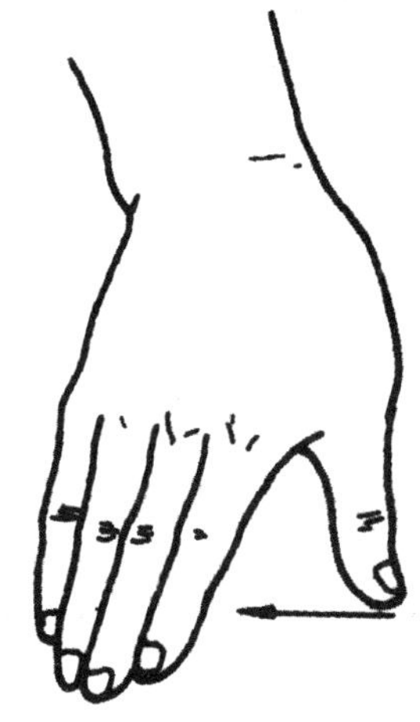

图10－1　指推法

2. 掌推法

以手掌大鱼际、小鱼际或掌根着力，向一定方向推进（图10－2）。可与另一手掌重叠以增大压力。常用于面积较大的部位，如腰背、胸腹及大腿部等。

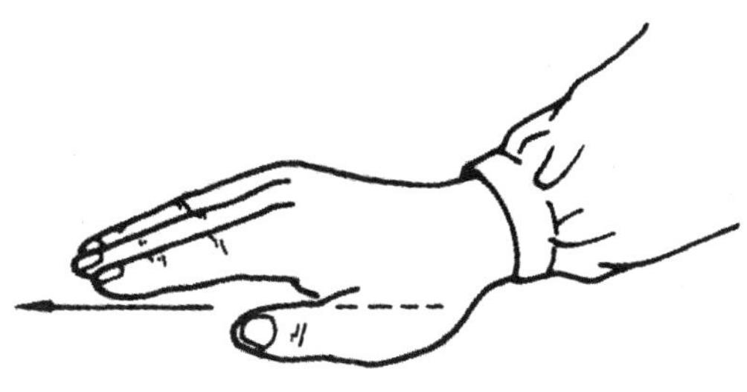

图10－2　掌推法

3. 拳推法

握拳，以大拇指除外的其余四指关节处着力，向一定方向推进（图 10－3）。此法刺激性较强，适用于腰背及四肢部。

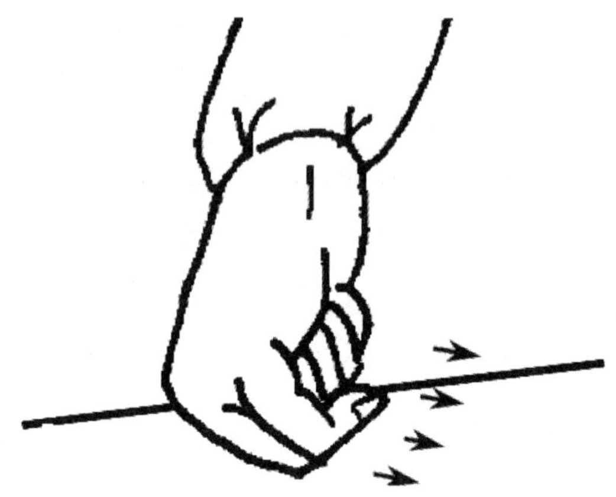

图 10－3　拳推法

【作用及适用部位】

具有疏通经络、调和气血、祛瘀消肿、解痉止痛的作用。适用于全身各部位，肩背、胸腹、腰臀及四肢部等多用本法。

（二）按法

【定义】

用指、掌或肘着力于一定的部位，逐渐用力下压的手法，称为按法。可分为指按法、掌按法、肘按法等。美容以指按法与掌按法为主。

【动作要领】

1. 指按法

用拇指或食、中指罗纹面着力按压（图 10－4），多用于经穴和阿是穴。此法接触面积小，刺激的强度易控制调节，对全身各部位都可适用。美容按摩以拇指按法为常用，其方法是将拇指伸直，用指腹按压作用部位，其余四指张开起支持作用，协同助力。若在经络线路上按压时，应该循经络作缓慢的螺旋形移动。

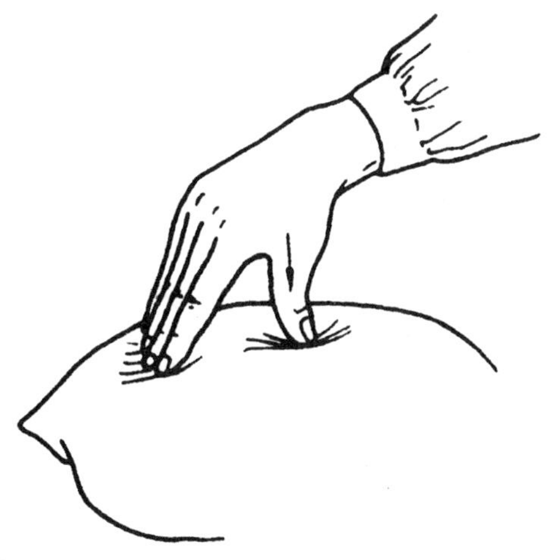

图 10－4　指按法

2. 掌按法

以全掌、掌根或鱼际部着力向下按压（图 10－5），可单手或双手重叠压。适用于面积大而又平坦的部位。

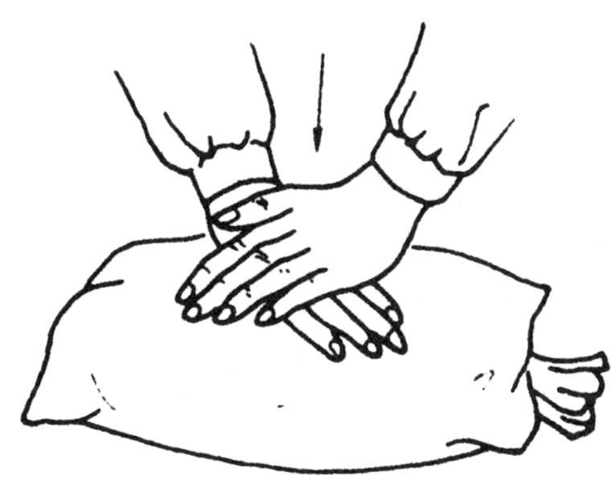

图 10－5　掌按法

【作用及适用部位】

具有疏通筋脉、开通闭塞、温中散寒、活血止痛的作用。指按法对全身各部都可适用；掌按法适用于面积大而又平坦的部位。

（三）摩法

【定义】

以食、中、无名指指面或手掌面附在一定部位上做直线或环形的摩动，称摩法。可分为指摩法、掌摩法。

【动作要领】

1. 指摩法

以食、中、无名指指面贴在作用部位上，以腕部、前臂做环旋摩动（图10－6）。频率每分钟120次左右。

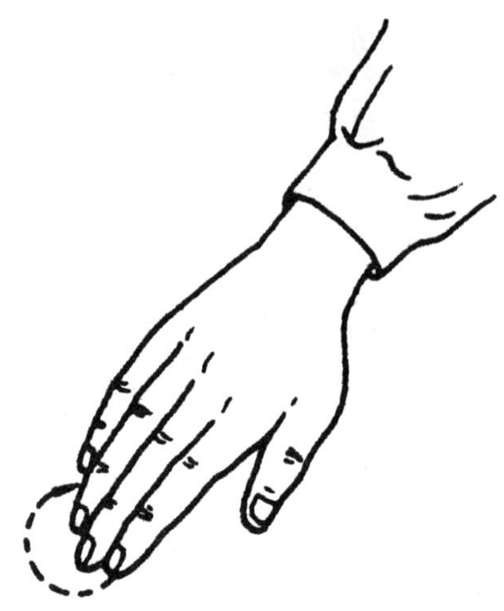

图10－6　指摩法

2. 掌摩法

以全掌贴在治疗部位上，以腕和前臂做环旋摩动（图10－7）。频率每分钟100次左右。

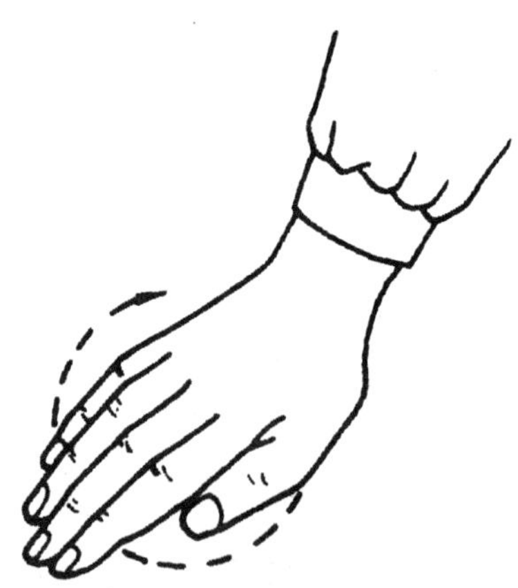

图10－7　掌摩法

【作用及适用部位】

具有和中理气、消积导滞、健脾和胃、活血散瘀等功能。适用于胸腹及胁肋部。

（四）擦法

【定义】

用指、掌、大鱼际、小鱼际着力于体表的一定部位上进行来回摩擦的一种方法，称为擦法。可分为全掌擦法（图 10－8）、大鱼际擦法（图 10－9）、小鱼际擦法（图 10－10）。

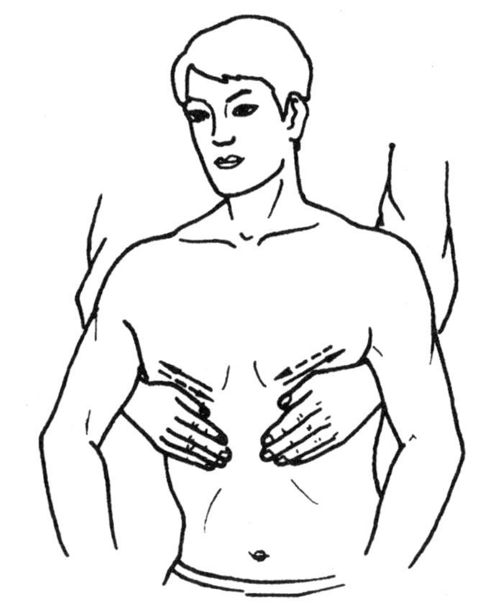

图 10－8 全掌擦法

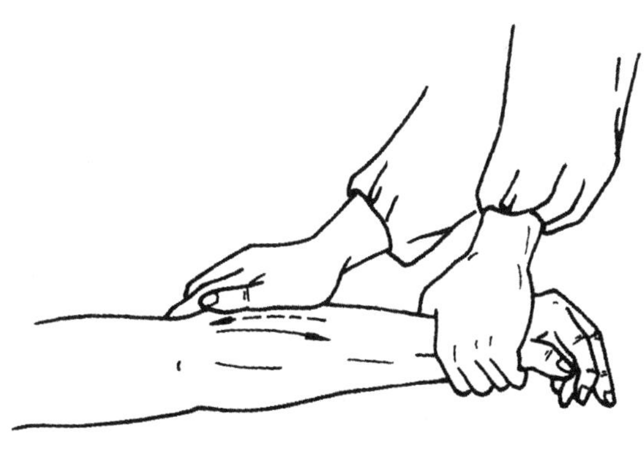

图 10－9 大鱼际擦法

【动作要领】

施术时应直线往返而不可歪斜；紧贴皮肤而不宜过度施压；用力要稳，动作均匀，术者呼吸自然，不可迸气。被操作部位暴露，并涂上适量的润滑油，用擦法后不要在施术部位再使用其他手法，以防止损伤皮肤。

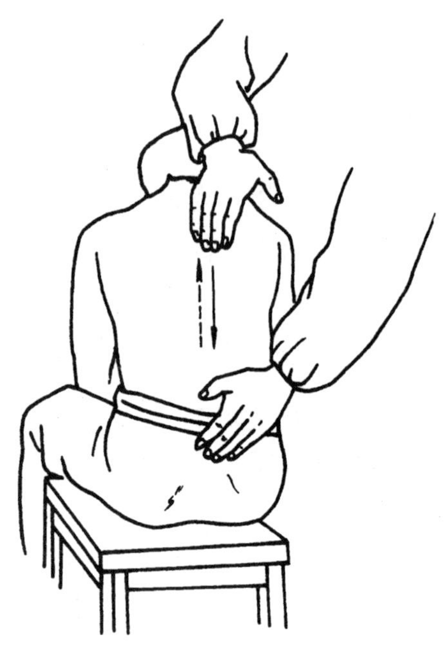

图 10－10　小鱼际擦法

【作用及适用部位】

本法具有温经通络、行气活血、消肿止痛、健脾和胃等作用。全掌擦法常用于肩背、胸腹等部；大鱼际擦法常用于四肢；小鱼际擦法常用于肩、背、腰、骶及下肢等部位。

（五）揉法

【定义】

以手指罗纹面、手掌大鱼际或掌根部分附着于一定部位或穴位上，做轻柔缓和的回旋揉动，以带动该处的皮下组织，称为揉法。可分为指揉法、掌揉法。

【动作要领】

1. 指揉法

用拇指或中指指面，或用食、中、无名指指面轻按在一定部位或穴位上，腕部放松，做轻柔的小幅度的环旋活动（图 10－11）。一般频率为每分钟 120～160 次。

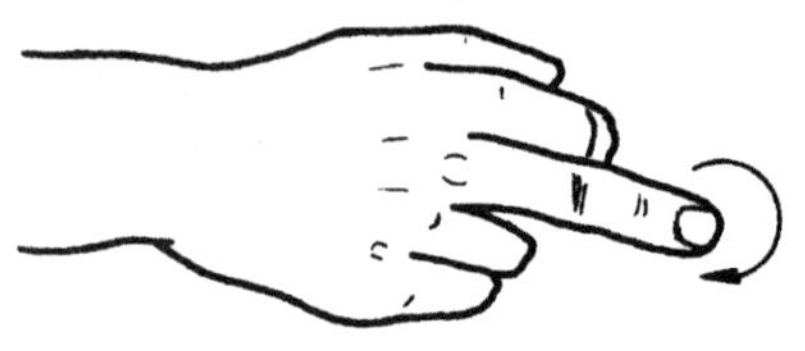

图 10－11　指揉法

2. 掌揉法

用大鱼际或掌根部着力，手腕放松，以腕关节带动前臂作小幅度的回旋活动（图 10－12），压力要轻柔。一般频率为每分钟 120～160 次。

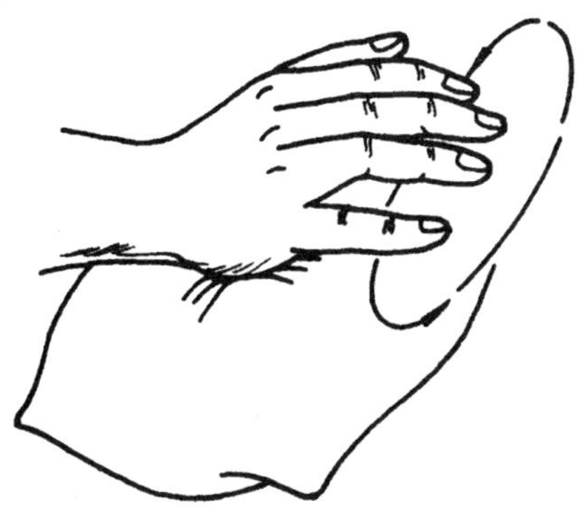

图 10－12　掌揉法

【作用及适用部位】

具有宽胸理气、健脾和胃、活血散瘀、消肿止痛等作用。适用于全身各部。

（六）抹法

【定义】

用单手或双手拇指螺纹面紧贴皮肤作上下、左右或弧形曲线往返移动（图 10－13），称为抹法，是美容塑形按摩最常用的手法之一。

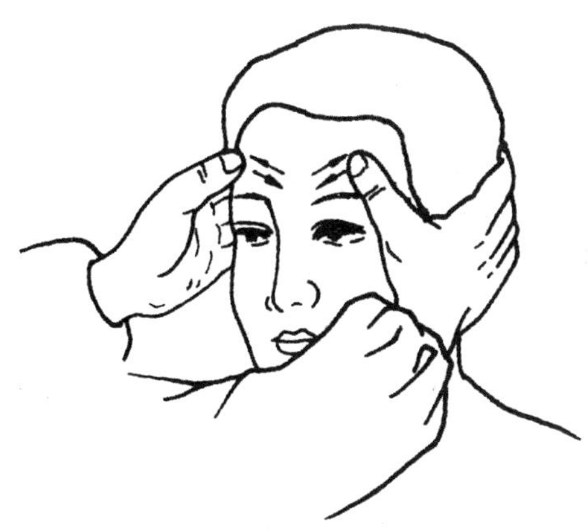

图 10－13　抹法

【动作要领】

用力要均匀缓和，防止推破皮肤。动作要一气呵成，连续不断。

【作用及适用部位】

本法能开窍镇静，清理头目，扩张皮肤血管，防止皮肤衰老，消除额面皱纹。适用于额面部美容保健。

（七）搓法

【定义】

用两手掌挟住肢体的一定部位，相对用力，作方向相反的来回快速搓揉，称为搓法（图10－14）。

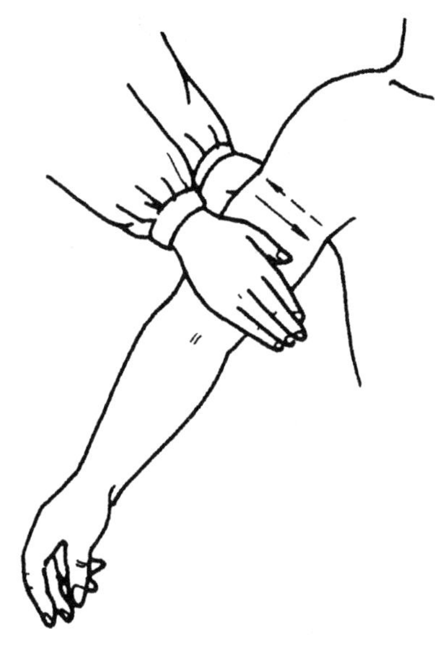

图 10－14　搓法

【动作要领】

1. 操作时双手用力要对称，搓动要快，移动要慢。
2. 术者两臂伸开，双腿站稳，掌心空虚，上身略前俯，如搓绳之状。

【作用及适用部位】

能疏通经络、行气活血、放松肌肉，常用于四肢及胁肋部。

（八）拿法

【概念】

以拇指与食、中指相对，捏住某一部位或穴位，逐渐合力内收，并作持续的提拿动作（图 10－15），称为拿法。

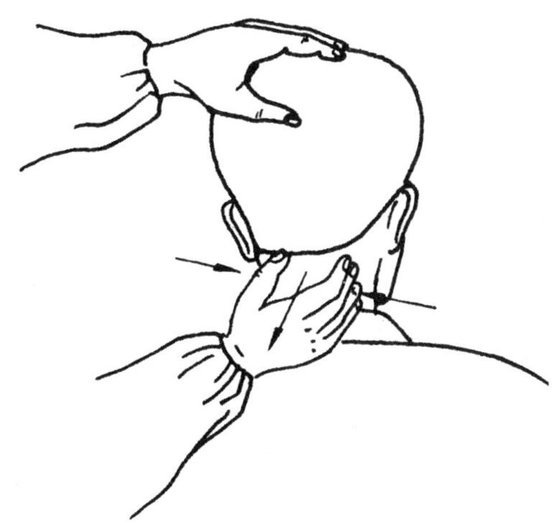

图 10－15　拿法

【动作要领】

腕要放松灵活，用指端着力；提拿动作要连续不断，用力要由轻到重，再由重到轻；临床应用时在施用拿法后应接着揉摩局部，以缓和刺激。

【作用及适用部位】

本法刺激性较强，常配合其他手法应用，具有疏通经络、解表发汗、镇静止痛、开窍提神等作用，能通调全身之气血。主要用于颈项部、肩背部及四肢部。

（九）叩法

【定义】

半屈拳轻轻捶击作用部位，两手上下交替如击鼓状（图 10－16）；也可以两手相合，五指略分开，用小指侧叩击一定的部位，称为叩法。

【动作要领】

叩击动作要连续不断，用力均匀，力度适中，以作用对象感觉舒适为宜。

【作用及适用部位】

有舒松筋脉、清除疲劳的作用，可用于肩背及四肢部。

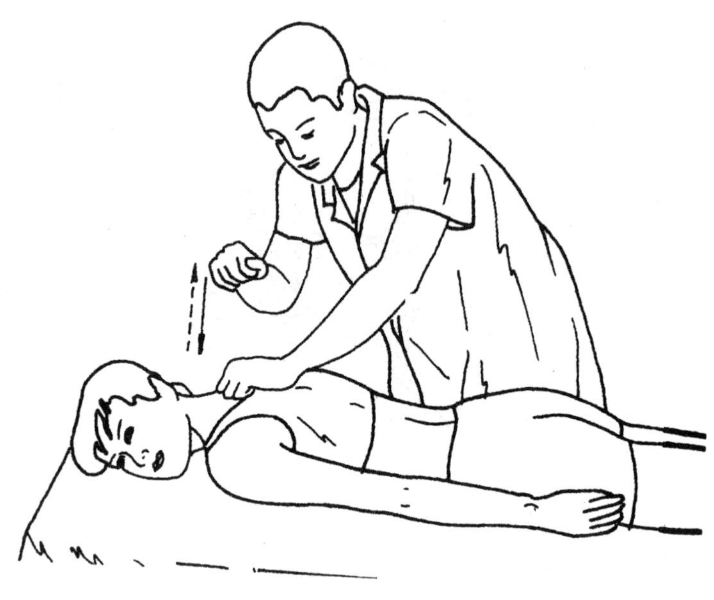

图 10 – 16　叩法

二、美容塑身按摩注意事项

1. 按摩前必须先清洁双手和面部皮肤。如皮肤过于干燥可涂面脂，面脂的作用主要是减少按摩对面部皮肤的损伤。施术者应修剪好手指甲，以避免划伤皮肤。

2. 取穴要准确。美容塑形按摩主要是以刺激经穴来达到调理的目的，因此取穴准确十分重要，必须按经脉施术，不得胡乱揉按。

3. 美容塑形按摩是一种机械性刺激，所以在一般情况下，按摩后应有皮肤温度升高、感觉舒适、心情愉快的感受。但如果按摩的力度、频率和时间控制得不合适，容易出现皮肤发烫甚至擦伤皮肤，则会收到相反的效果。

4. 美容塑形按摩时应避免干扰，术者必须集中注意力，不能一边按摩一边与他人说笑；也不要在按摩进行到一半时忽然停下来，办其他事情，这样都会影响按摩的效果。

5. 注意保暖。即使在夏天，也不宜在空调风口或风扇下进行按摩。在按摩时体表多有微汗，此时裸露部位应尽量减少，以避免着凉，但室内应保证空气流通。

6. 美容按摩后面部可搽美容粉、美容膏等保健性美容品，以借助按摩后血行旺盛之际皮肤更迅速地吸收营养素。

7. 美容塑身按摩要循序渐进，持之以恒，勿求立即见效，不可一日曝十日寒。美容塑形按摩不是化妆术，不可能立竿见影，应坚持一段时间，并以每天按摩 15 ~ 20 分钟为最好；还应保持良好的心境，注意心理卫生。

8. 按摩部位患急性炎症及传染性皮肤病时，暂不要按摩，以免病菌扩散。

第二节　足部反射区保健按摩手法

在进行身体的亚健康状态调理时，足部反射区是一个很重要的施术部位。因为足部存在着全身各组织器官的反射区（具体请参见相关教材），通过对这些反射区进行按摩，产生一定的刺激，从而对相应的脏腑产生调理作用。

在芳香疗法中用植物精油配合足部反射区按摩，二者对人体的作用可以相互促进，可以大大提高作用效果。例如用姜、薄荷、薰衣草、没药等植物精油进行足部反射区按摩，可以温经散寒、祛风除湿，有效地调理相关亚健康状态；另外还可促进足底气血运行，放松紧张情绪，镇静，消除疲劳，增强人体抵抗力；可以软化及滋养足部角质层，消除脚气。

可用于足部的按摩手法有很多，保健按摩常用手法的大部分都可以用于足部。但由于足部的面积相对全身面积要小，其各部分肌肉组织坚实松软的程度不一，同时又存在组织器官相对应的特定反射区，且各个反射区的位置、形态各异，因此形成了一些保健按摩特殊手法，以下作一简要介绍。

一、常用足部反射区按摩手法

（一）单食指扣拳法

【动作要领】

一手握足，另一手半握拳，食指尽量弯曲，以弯曲的拇指桡侧固定，用食指近节指间关节背侧着力压、刮足部反射区（图 10 – 17）。此法应用最广，多用于点状、带状反射区。

【适用反射区】

额窦、头、脑垂体、眼、耳、肾上腺、肾、输尿管、膀胱、肝、胆、大

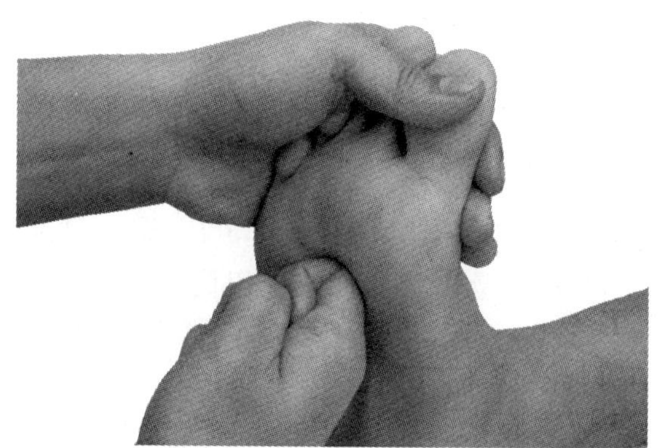

图 10－17　单食指扣拳法

肠、小肠、生殖腺等反射区。

（二）单拇指扣拳法

【动作要领】

拇指和其余四指相对用力挟持住足部，用拇指指间关节背侧面着力压刮足部反射区（图 10－18）。

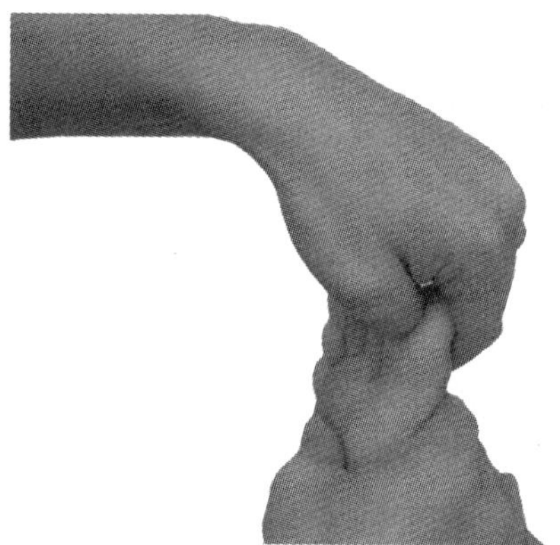

图 10－18　单拇指扣拳法

【适用反射区】

鼻、小脑、脑干、胃、胰、十二指肠、膝、肘、肩、颈项、三叉神经、上颌、下颌等反射区。

（三）拇指推法

【动作要领】

分拇指推压法和拇指旋推法两种。用拇指罗纹面着力，在足部反射区部位做单方向的直线或螺旋状移动（图 10－19、10－20），移动时要缓慢，压力要均匀。

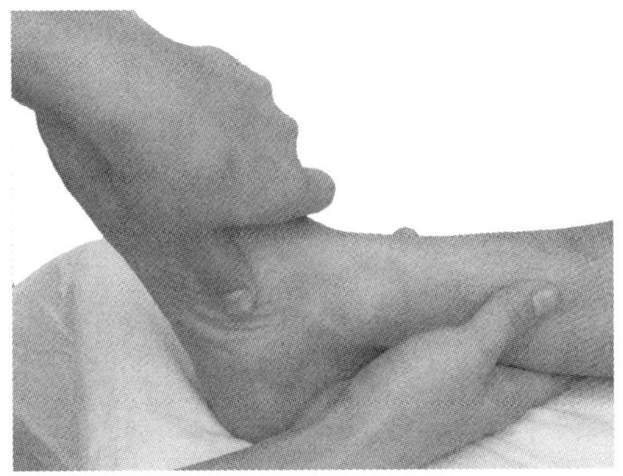

图 10－19　拇指推压法

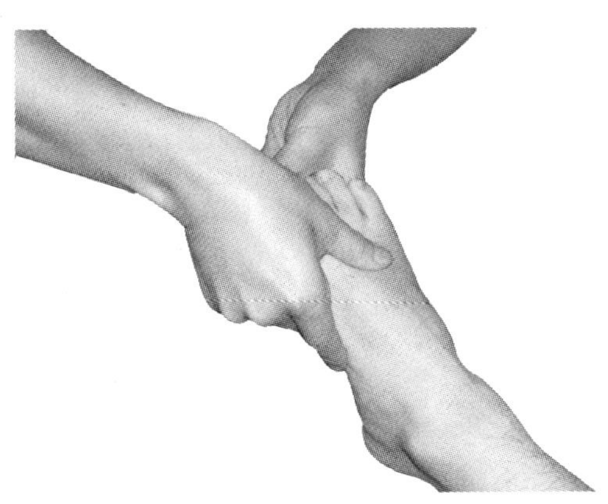

图 10－20　拇指旋推法

【适用反射区】

胸、横膈、肩胛骨、胸椎、腰椎、骶骨、髋关节、坐骨神经等反射区。

（四）拇指揉按法

【动作要领】

用拇指罗纹面紧贴于足部反射区上，其余四指挟持住足部，起配合作用，拇指罗纹面做均匀有力的回旋揉动、揉后按压或按揉结合（图 10－21）。

【适用反射区】

鼻、三叉神经、心、脾、胃、胰、十二指肠、肛门、胸、内耳迷路、肋骨等反射区。

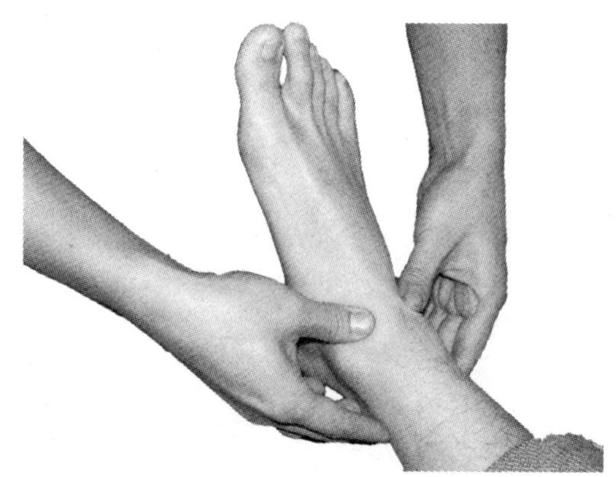

图 10－21　拇指揉按法

（五）双指扣拳法

【动作要领】

一手握足，另一手半握拳，以食、中两指的近节指间关节在足部反射区上压刮（图 10－22）。

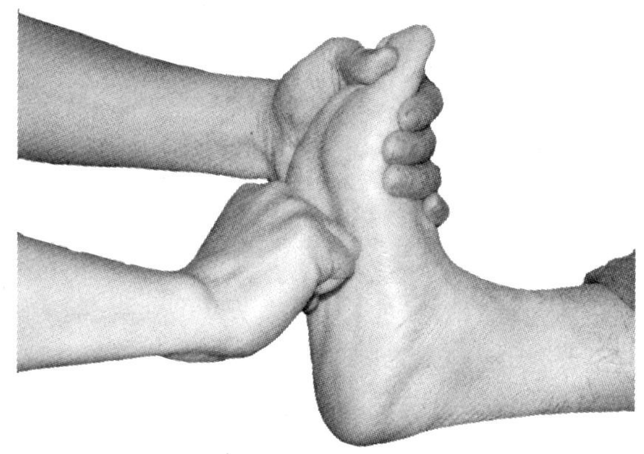

图 10－22　双指扣拳法

【适用反射区】

小肠、肘关节等反射区。

（六）食指钩掌法

【动作要领】

食指、拇指张开，其余三指半握拳，用食指桡侧缘在足部反射区上进行压刮（图 10－23）。

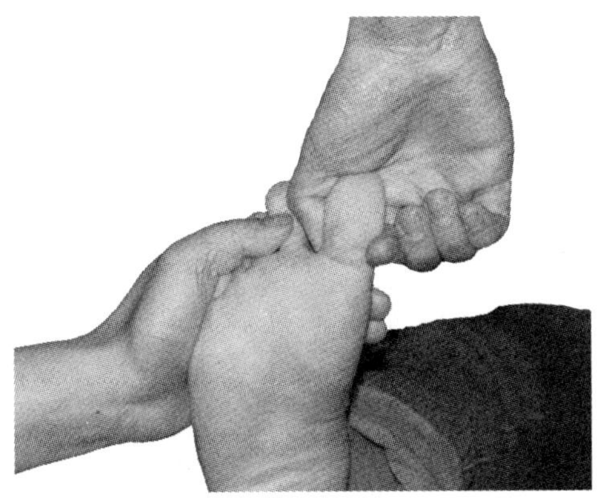

图10－23　食指钩掌法

【适用反射区】

甲状腺、尾骨内侧、尾骨外侧、髋关节、子宫、前列腺、生殖腺等反射区。

（七）双指钳法

【动作要领】

一手握足，另一手食、中二指屈曲呈钳状，相对用力钳夹反射区或做均匀的推动（图10－24）。

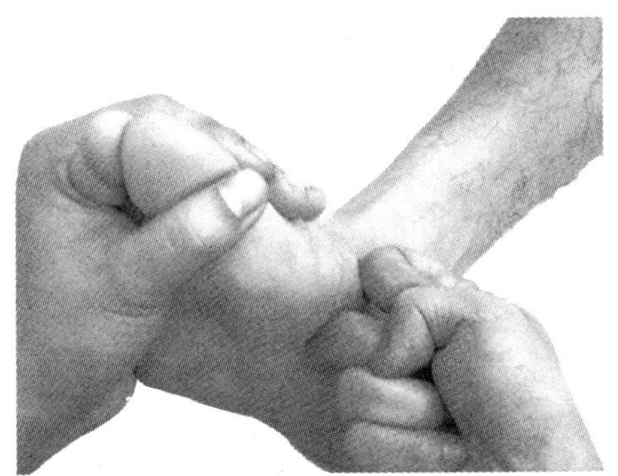

图10－24　双指钳法

【适用反射区】

颈项、颈椎、胸椎、腰椎、膝、肘、肩等反射区。

（八）双掌握推法

【动作要领】

双手掌分别握持足部内、外侧，同时推抚足底及足背，往返操作；或一手握持足部一侧，另一手推抚，双手交替进行（图 10－25）。

【适用反射区】

整个足部，包括足底、足背及足内外侧部。

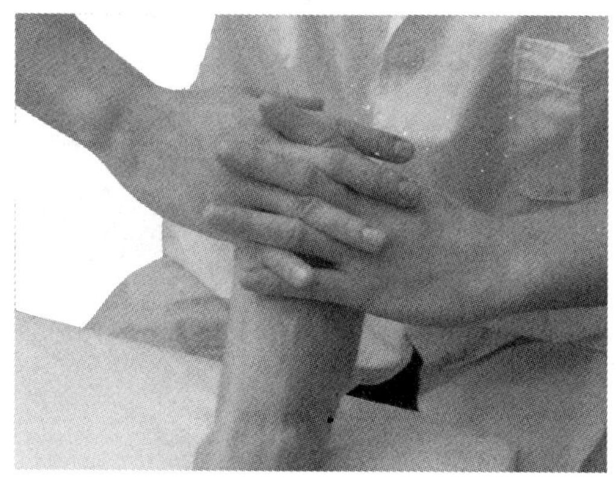

图 10－25　双掌握推法

（九）双食指刮压法

【动作要领】

用双手拇指固定足部，双手食指弯曲呈镰刀状，以双手食指侧缘同时施力分别刮压足部有关反射区（图 10－26）。此法多用于足背横带状反射区。

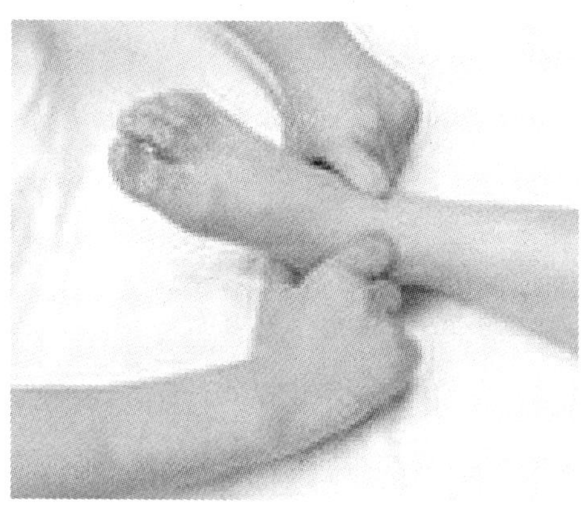

图 10－26　双食指刮压法

【适用反射区】

膈。

二、足部反射区保健按摩操作顺序

足部反射区在进行保健按摩时，应采取全足（足部所有反射区）按摩。可以先从左足开始，按摩 3 遍肾、输尿管、膀胱三个反射区，然后按照足底→足内侧→足外侧→足背的顺序进行，结束时再将肾、输尿管、膀胱三个反射区按摩 3 遍。然后再按照左足的顺序按摩右足的每一个反射区。在按摩过程中，根据实际情况，局部按摩顺序可以有小的变化，但总的原则不能变。

以下介绍全足按摩的具体反射区：

先从左足开始：肾上腺、腹腔神经丛、肾、输尿管、膀胱、尿道。

足底：额窦、垂体、小脑、脑干、三叉神经、鼻、大脑、颈项、颈椎、眼、耳、甲状旁腺、甲状腺、斜方肌、肺支气管、心、脾、胃（右脚为肝、胆）、胰、十二指肠、小肠、横结肠、降结肠、乙状结肠、直肠、肛门（右脚为小肠、盲肠、回盲瓣、升结肠）、生殖腺。

足内侧：颈椎、胸椎、腰椎、骶骨、尾骨、内侧臀部及坐骨神经、子宫、前列腺、内髋关节、肛门、直肠。

足外侧：外生殖腺、坐骨神经、膝、肘、肩、肩胛骨、外髋关节、下腹部。

足背：上下颌、扁桃体、胸部淋巴腺（气管、食道）、内耳迷路、胸、横膈膜、内外肋、腹股沟。

第三节　循经按摩法

循经按摩是按照经脉循行路线以及经气流注方向在体表进行的按摩。按摩可以顺经气流注方向，也可以逆经气流注方向，是在中医经络学说理论指导下的一种按摩术。循径按摩法不同于普通美容按摩，它不仅使局部的血液循环增快，促进局部代谢，而且更注重调节全身机体功能。

循经按摩的基本手法同普通美容按摩手法，但循经按摩更注重操作手法与经气流注方向一致或相反。根据经络学说的理论，凡是顺着经气流注方向实施的手法为补法，逆着经气流注方向实施的手法为泻法，故应视具体情况来确定手法的补泻。

以下介绍循经按摩常用的经络、功效及穴位。

一、手太阴肺经

【循经按摩】

胸壁外上方中府穴→循上肢内侧前沿→循鱼际→结束于大拇指桡侧少商穴（图 10－27）。

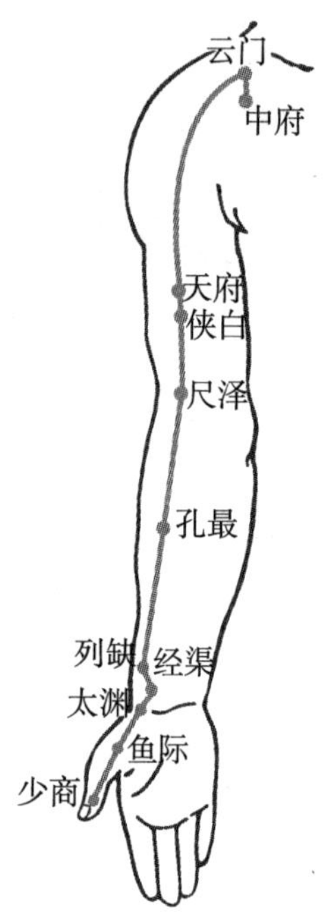

图 10－27　手太阴肺经

【主要功效】

调理皮肤色素沉着、各种皮疹、脱屑、酒齄鼻以及由于腑气不通，糟粕毒物不能正常排出体外所造成的亚健康状态。

【常用美容穴位】

1. 尺泽

在肘横纹中，肱二头肌腱桡侧凹陷处。

2. 列缺

在前臂桡侧缘，桡骨茎突上方，腕横纹上 1.5 寸，当肱桡肌与拇长展肌之间。

3. 鱼际

在手拇指末节（第一掌指关节）后凹陷处，约在第一掌骨中点桡侧赤白肉际处。

4. 少商

在手拇指末节桡侧，距指甲角旁0.1寸。

二、手阳明大肠经

【循经按摩】

食指桡侧端商阳穴→循上肢外侧前缘→肩峰→经颈→交叉于人中→结束于对侧鼻翼旁迎香穴（图10－28）。

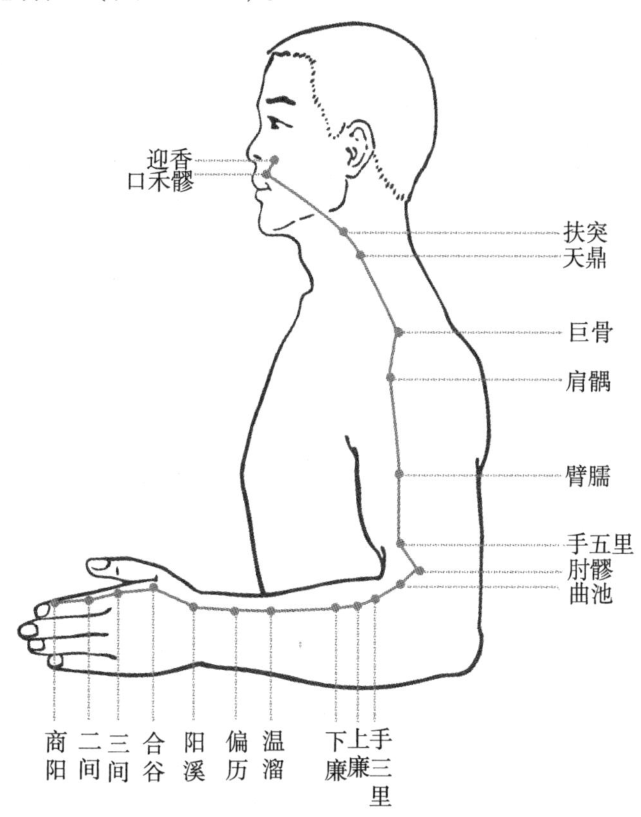

图10－28　手阳明大肠经

【主要功效】

按摩本经腧穴可调节肺及大肠的功能，有宣肺清热、和血润肤的功效，可改善皮肤粗糙，增进皮肤白嫩润泽；可防治风疹、瘾疹等皮肤过敏性疾病，防治各种皮肤感染性疾病；还有预防感冒及治疗盗汗、虚汗、咽痛等作用。

【常用美容穴位】

1. 商阳

在手食指桡侧端，距指甲角旁0.1寸。

2. 合谷

在手背，第一、二掌骨间，当第二掌骨桡侧的中点处。

3. 曲池

屈肘成直角，在肘横纹外侧端与肱骨外上髁连线中点。

4. 迎香

在鼻翼外缘中点旁，当鼻唇沟中间。

三、足阳明胃经

【循经按摩】

鼻翼两侧（迎香）→上行到鼻根部→向下沿着鼻的外侧（承泣）→回出环绕口唇→颏唇沟→口腮后下方→下颌角颊车穴→耳前→发际→达前额神庭穴（图10－29）。

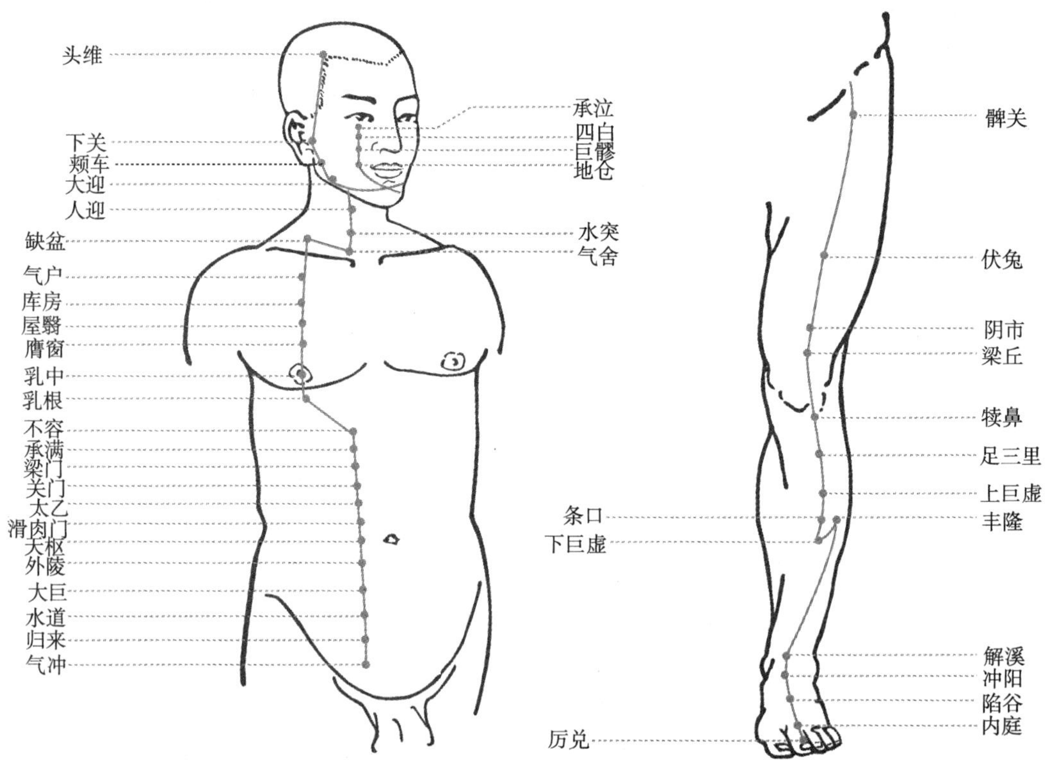

图10－29　足阳明胃经

【主要功效】

按摩本经主要可以调节胃肠功能，调理消化功能异常引起的皮肤色素沉着、黄褐斑、皮疹、青春痘等。

【常用美容穴位】

1. 承泣

目正视，瞳孔直下，当眼球与眶下缘之间。

2. 四白

目正视，瞳孔直下，当眶下孔凹陷处。

3. 地仓

在面部，口角外侧，上直对瞳孔。

4. 颊车

在面颊部，下颌角前上方约一横指，当咀嚼时咬肌隆起、按之凹陷处。

5. 下关

在耳屏前，下颌骨髁状突前方，当颧弓与下颌切迹所形成的凹陷中。

6. 梁门

在上腹部，当脐中上4寸，距前正中线旁开2寸。

7. 天枢

脐中旁开2寸。

8. 足三里

在小腿前外侧，当犊鼻下3寸，距胫骨前缘外开一横指（中指）。

9. 上巨虚

在小腿前外侧，当犊鼻下6寸，距胫骨前缘外开一横指（中指）。

10. 丰隆

在小腿前外侧，当外踝尖上8寸，条口外，距胫骨前缘两横指（中指）。

四、足太阴脾经

【循经按摩】

足大趾末端→大趾→内踝前面→上行小腿→胫骨后面至膝内侧→经大腿内侧→腹部（图10-30）。

【主要功效】

有健脾和胃、补益气血、调经补肾、润泽皮肤的功效。既可调理消瘦体质，又可减肥，治疗大便溏泻，消化吸收不良，面色萎黄，皮肤粗糙，毛发稀疏脱落，精神萎靡，疲倦乏力。

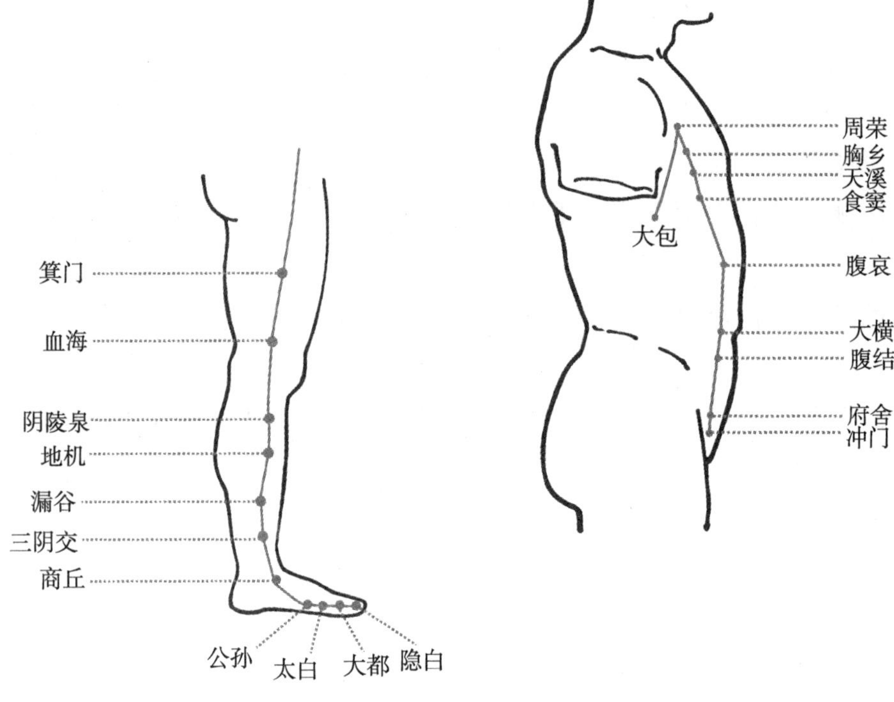

图 10－30　足太阴脾经

【常用美容穴位】

1. 隐白

在足大趾内侧，距趾甲角旁 0.1 寸。

2. 三阴交

在足内踝尖上 3 寸，胫骨内侧面后缘。

3. 血海

屈膝，在大腿内侧，髌底内侧端上 2 寸，当股四头肌内侧的隆起处。

4. 大横

在腹中部，距脐中旁开 4 寸。

五、足太阳膀胱经

【循经按摩】

目内眦（睛明）→上额→巅顶（百会）→项部→肩胛内侧，夹脊柱→腰部→臀部→进入腘窝中→大腿外侧后缘→腓肠肌→经外踝后，沿着第五跖骨粗隆→小趾外侧端至阴穴（图 10－31）。

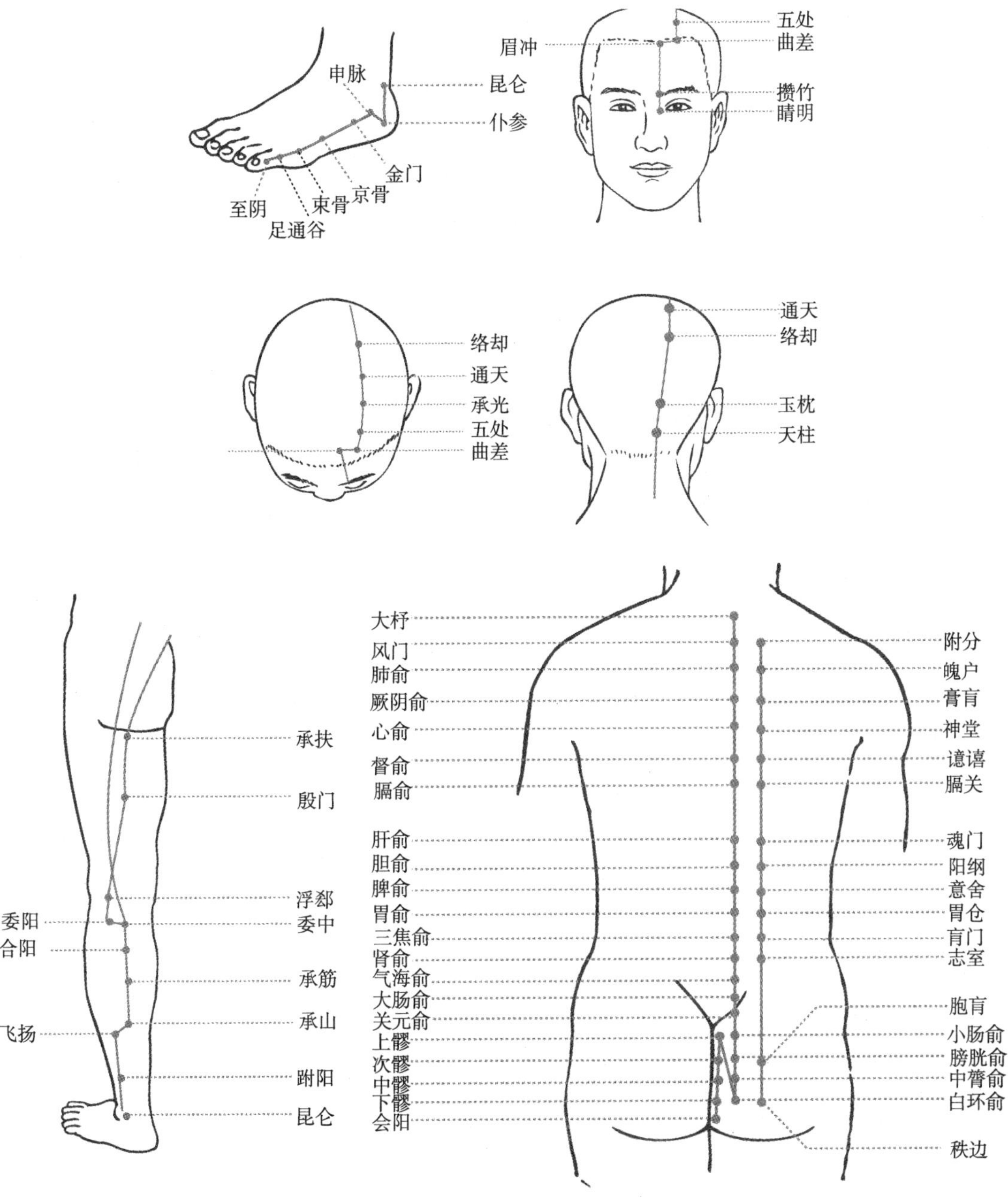

图 10－31　足太阳膀胱经

【主要功效】

调理因脏腑功能失调引起的与美容有关的问题，如肥胖、消瘦、面色不华、皮肤油腻或干燥、皮肤过敏、黄褐斑、痤疮、早衰等；治疗失眠、便秘、郁证、月经不调、带下病等；经脉所过部位如头、面、目等的美容保健。

【常用美容穴位】

1. 睛明

目内眦稍上方凹陷处。

2. 攒竹

眉头凹陷中，眶上切迹处，约在目内眦直上。

3. 心俞

第5胸椎棘突下，旁开1.5寸。

4. 膈俞

第7胸椎棘突下，旁开1.5寸。

5. 肝俞

第9胸椎棘突下，旁开1.5寸。

6. 脾俞

第11胸椎棘突下，旁开1.5寸。

7. 胃俞

第12胸椎棘突下，旁开1.5寸。

8. 肾俞

第2腰椎棘突下，旁开1.5寸。

9. 大肠俞

第4腰椎棘突下，旁开1.5寸。

六、足少阴肾经

【循经按摩】

足心（涌泉穴）→舟骨粗隆下→沿内踝后→进入足跟→上行于腓肠肌内侧→行股内侧后缘→循着喉咙（图10－32）。

【主要功效】

中老年人养生保健，抗衰老；乳房的保健美容按摩；调理因肾阴不足、肾阳不足或阴阳不调引起的美容问题；上病下取，治疗心神、咽喉、头面的疾病；治疗常见的妇科疾病。

【常用美容穴位】

1. 涌泉

在足底部，蜷足时足前部凹陷处，约当足底二、三趾趾缝纹端与足跟连线的前1/3与后2/3交点上。

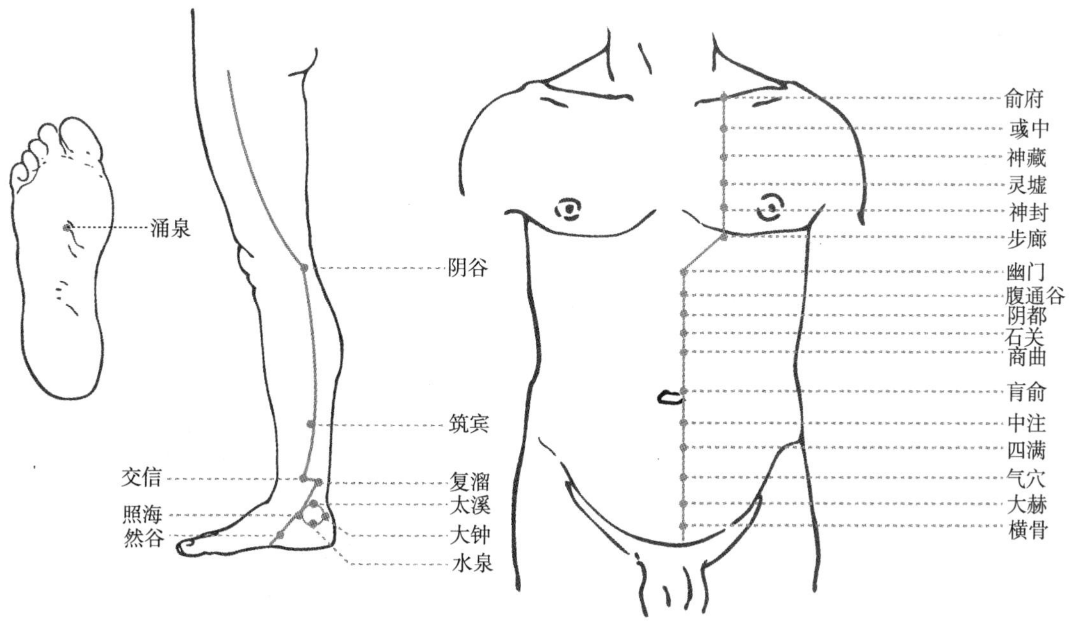

图 10－32　足少阴肾经

2. 太溪

内踝后方，当内踝尖与跟腱之间的中点凹陷处。

3. 照海

内踝尖正下方凹陷处。

七、足少阳胆经

【循经按摩】

目外眦（瞳子髎）→上行额角部→下行至耳后→沿颈项部至肩上，下入缺盆→目外眦后方→下行经颊车→行颈部→腋部、侧胸、胁肋部→髋关节部→再向下沿着大腿外侧、膝外缘→行腓骨之前→达外踝前→沿足背部→第四趾外侧端足窍阴穴（图 10－33）。

【主要功效】

调理肝胆湿热所致目赤肿痛、带状疱疹、遍身瘙痒、黄疸等，以及眼角皱纹、脱发、耳聋耳鸣诸疾。

【常用美容穴位】

1. 瞳子髎

在面部，目外眦旁，眶外侧缘处。

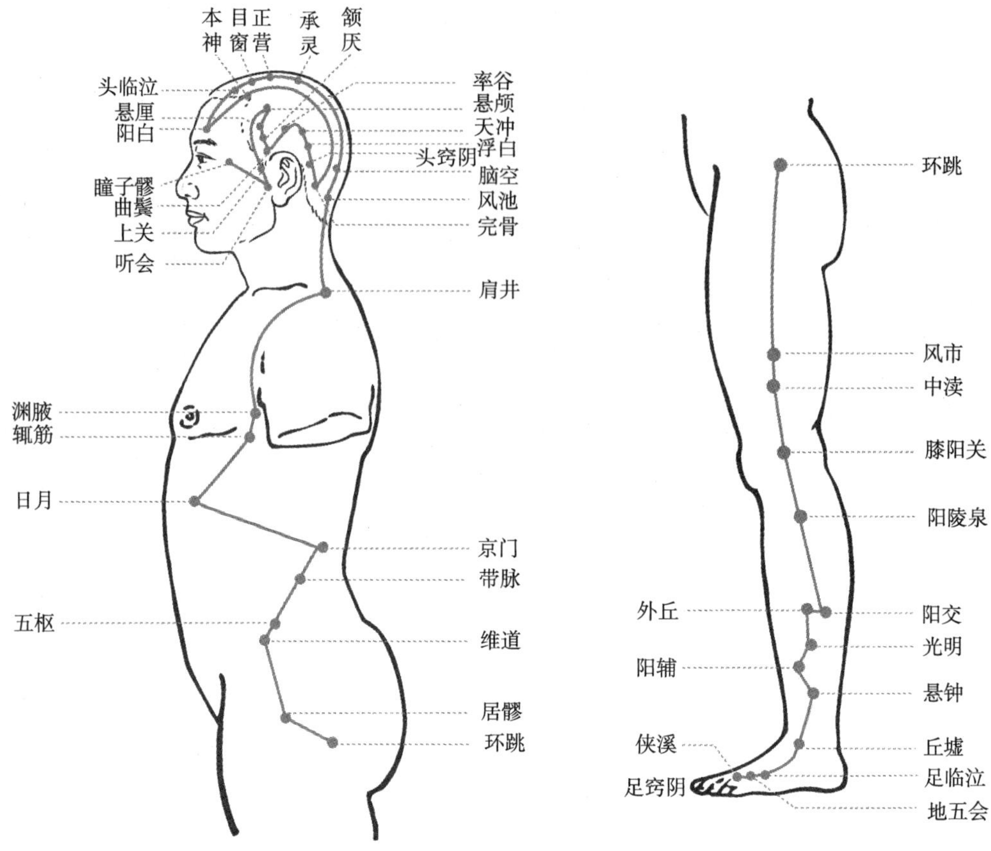

图 10－33　足少阳胆经

2. 听会

耳屏间切迹的前方，下颌骨髁状突的后缘，张口有凹陷处。

3. 阳白

目正视，瞳孔直上，眉上 1 寸。

4. 风池

胸锁乳突肌与斜方肌上端之间的凹陷中，平风府穴。

八、足厥阴肝经

【循经按摩】

足大趾背丛毛部（大敦）→沿足跗到内踝前→经膝、股内侧→小腹→胁肋（期门）→经喉咙的后面→入鼻咽部→上出额部→巅顶（图 10－34）。

【主要功效】

调理黄褐斑、痤疮、肥胖、月经不调、带下病、虚热、失眠、多梦、心

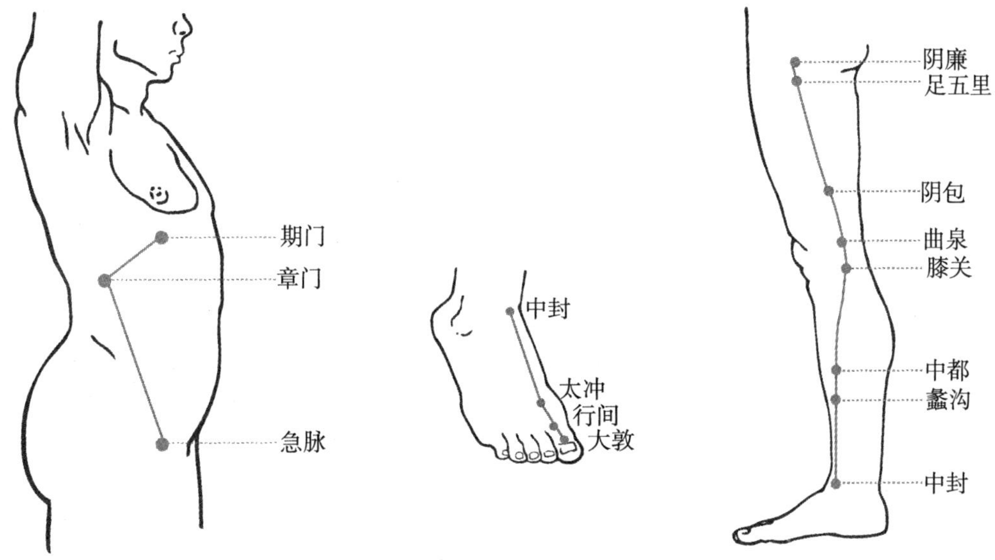

图 10－34　足厥阴肝经

烦等。

【常用美容穴位】

1. 大敦

足大趾外侧，趾甲角旁 0.1 寸。

2. 太冲

第一、二跖骨结合部之前方凹陷处。

3. 期门

乳头直下，第 6 肋间隙，前正中线旁开 4 寸。

九、督脉

【循经按摩】

起于小腹（胞中）→下出会阴，经长强→行于后背正中→上至风府→上巅→循额→鼻柱→经素髎至水沟（图 10－35）。

【主要功效】

调理头面受风所致头痛、脱发、皮屑、瘙痒、脂溢性皮炎；治疗头晕、失眠、健忘；调理阳虚所致面色无华、精神萎靡不振、肥胖或消瘦等。

【常用美容穴位】

1. 长强

在尾骨端下，当尾骨端与肛门连线的中点处。

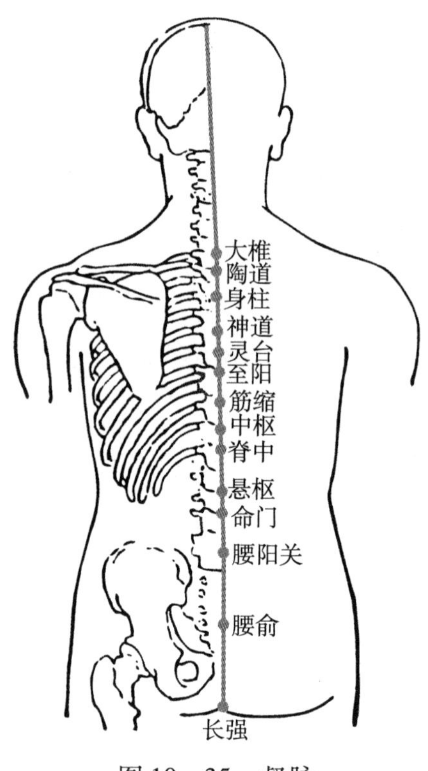

图 10－35　督脉

2. 腰阳关

在腰部，当后正中线上，第四腰椎棘突下凹陷中。

3. 命门

在腰部，当后正中线上，第二腰椎棘突下凹陷中。

4. 大椎

在背部，当后正中线上，第七胸椎棘突下凹陷中。

5. 风府

在项部，当后发际正中直上 1 寸，枕外隆凸直下，两侧斜方肌之间凹陷中。

6. 百会

在头部，当前发际正中直上 5 寸，或两耳尖连线的中点处。

7. 素髎

在面部，当鼻尖的正中央。

8. 水沟

在面部，当人中沟的上 1/3 与中 1/3 交点处。

十、任脉

【循经按摩】

小腹内→出会阴→循腹里→上关元→至咽喉→循面入目（图 10－36）。

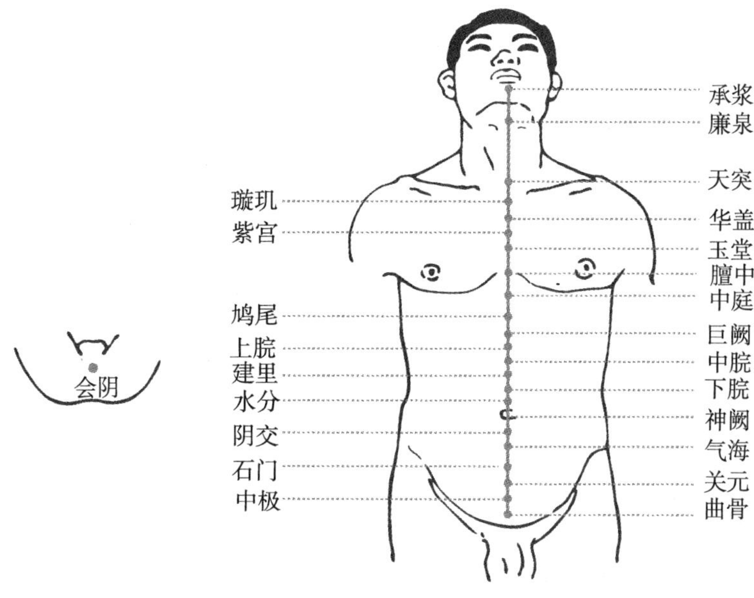

图 10－36　任脉

【主要功效】

调理妇科月经病以及带下病；调理脾胃虚弱或脾胃积滞；养生保健，改善体质；头面保健美容。

【常用美容穴位】

1. 中极

在下腹部，前正中线上，当脐中下 4 寸。

2. 关元

在下腹部，前正中线上，当脐中下 3 寸。

3. 气海

在下腹部，前正中线上，当脐中下 1.5 寸。

4. 神阙

在腹中部，脐中央。

5. 下脘

在上腹部，前正中线上，当脐中上 2 寸。

6. 中脘

在上腹部，前正中线上，当脐中上4寸。

7. 膻中

在胸部，当前正中线上，平第四肋间，两乳头连线的中点。

8. 承浆

仰靠坐位，在面部当颏唇沟的正中凹陷处。

第四节　淋巴排毒按摩法

淋巴系统是机体的一个循环性免疫系统，能够排除内、外源性有害毒素和物质，维持机体内环境的平衡和稳定，保持人体健康状况。

淋巴排毒按摩法是通过准确地对全身淋巴结的位置施以按摩手法，使含大量毒素及废物的淋巴液加快运行至每个淋巴结，从而加速排泄体内毒素，从而达到调理身体亚健康状态的效果。芳香疗法中面部和全身按摩常配合使用植物精油进行淋巴排毒按摩手法。

以下介绍两种常用的淋巴排毒按摩法。

一、背部淋巴排毒按摩法

1. 用洗面奶清洁背部，热毛巾按敷。

2. 双手在背部把精油均匀铺开。

3. 双手呈蝴蝶翅膀状从腰椎推至胸椎处，再双手分开推滑至腋下，停留约3秒钟，从两侧收回。

4. 双手从下往上“8”字形按摩。

5. 双手呈爬山式从腰侧向脊椎方向交替推按滑至前臂，做完一侧再做另一侧。

6. 双手从腰侧对角线交替向上推滑至前臂，做完一侧再做另一侧。

7. 双手从下往上“8”字形按摩，在肩部交叉推滑至前臂，再从两侧收回。

8. 轻揉颈部，放松肩胛骨，双手重叠，从颈椎推滑至尾椎。

二、面部淋巴排毒按摩法

下面以实际操作图讲解面部淋巴排毒按摩法。

1. 安抚

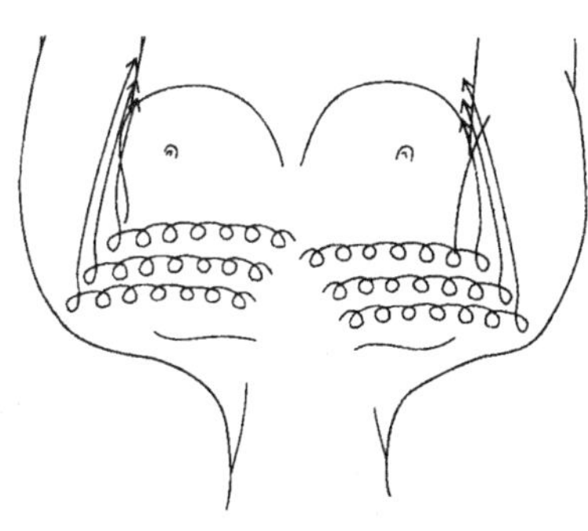

（1）双手分三线由胸前排至腋下

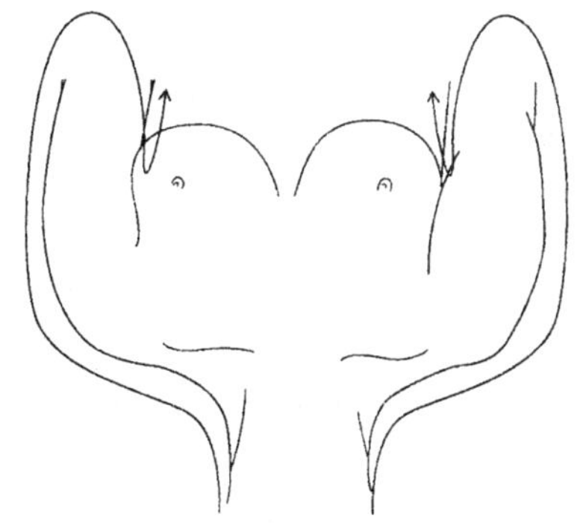

（2）双手从颈侧排至手臂外侧，再从手臂内侧排至腋下

2. 开穴

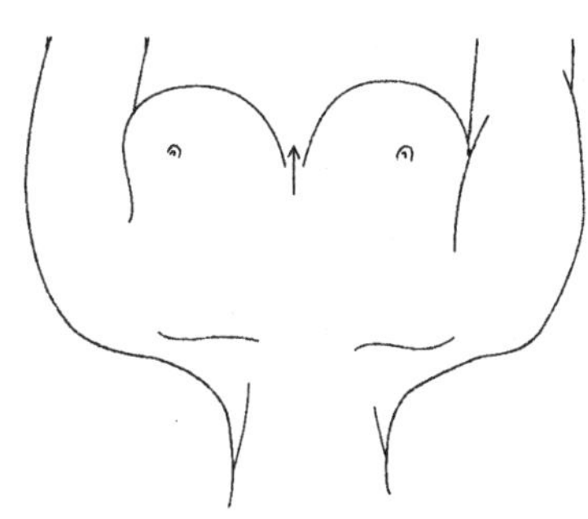

（3）胸腔淋巴结

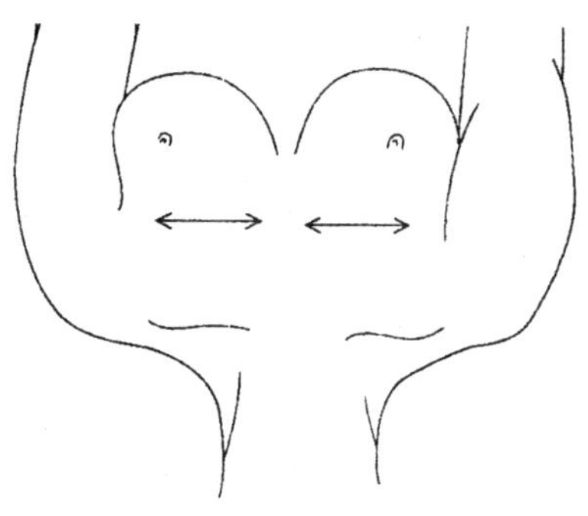

（4）胸腺淋巴结

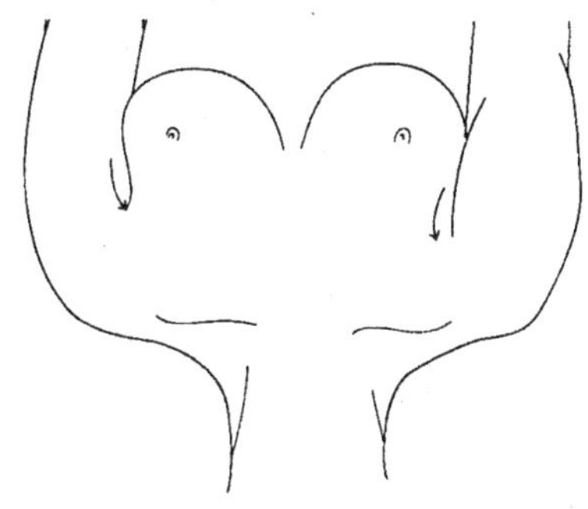

（5）腋窝淋巴结

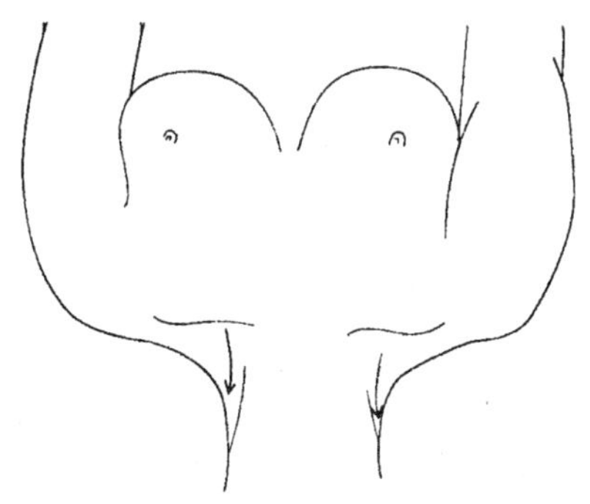

（6）锁骨淋巴结

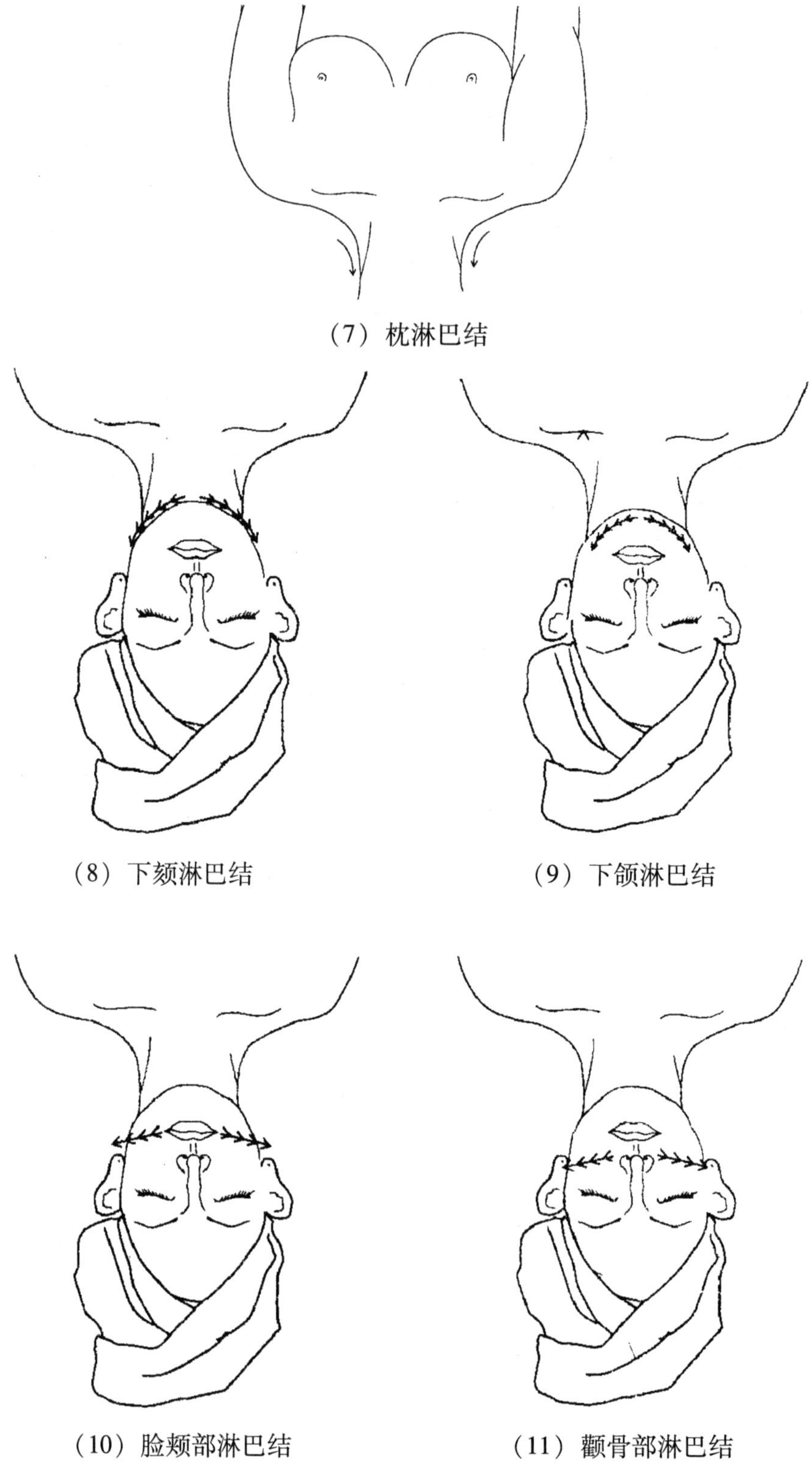

（7）枕淋巴结

（8）下颏淋巴结

（9）下颌淋巴结

（10）脸颊部淋巴结

（11）颧骨部淋巴结

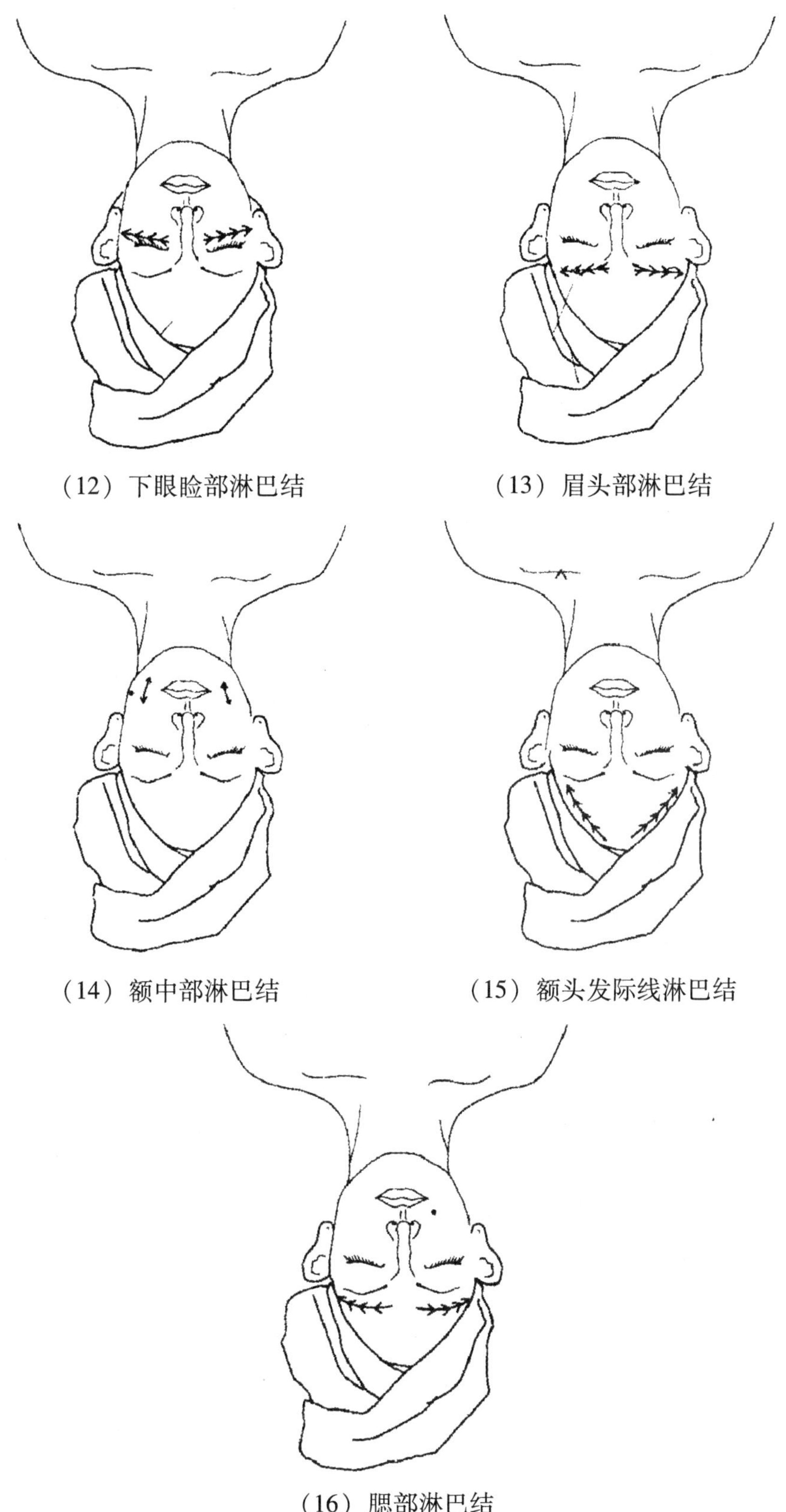

（12）下眼睑部淋巴结

（13）眉头部淋巴结

（14）额中部淋巴结

（15）额头发际线淋巴结

（16）腮部淋巴结

3. 排毒

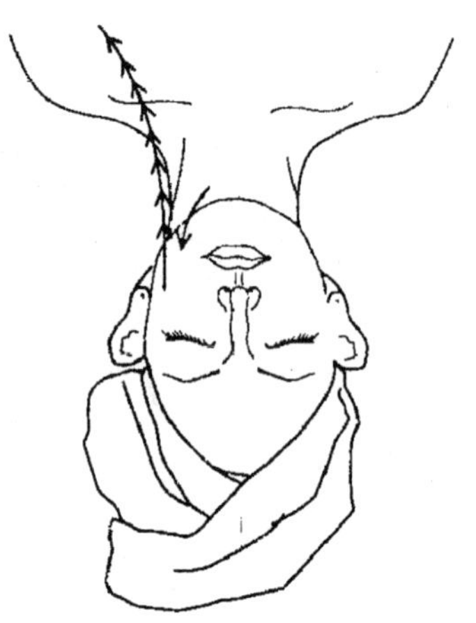

（17）先将头部轻轻转侧，双手食指、中指交替将下颏、下颌淋巴液排至耳前，再排到腋下

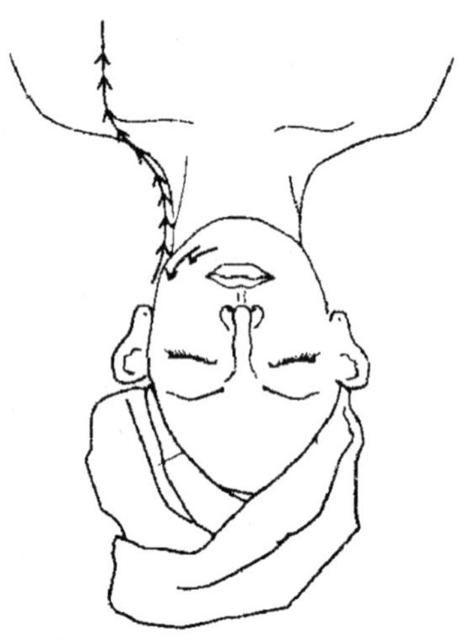

（18）双手拇指交替从地仓穴将淋巴液排至耳前，再排至腋下

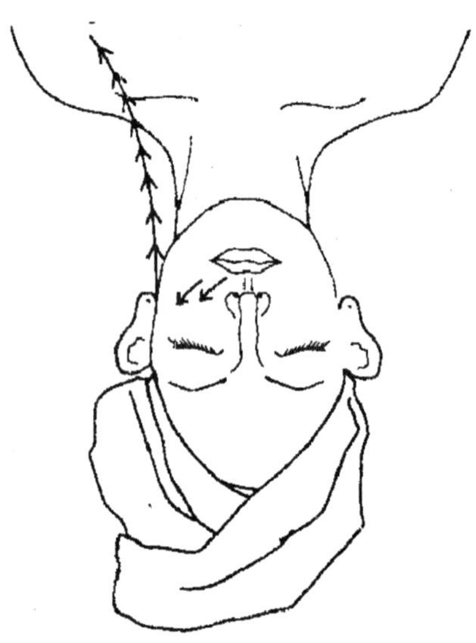

（19）双手拇指交替从人中穴将淋巴液排至耳前，再排到腋下

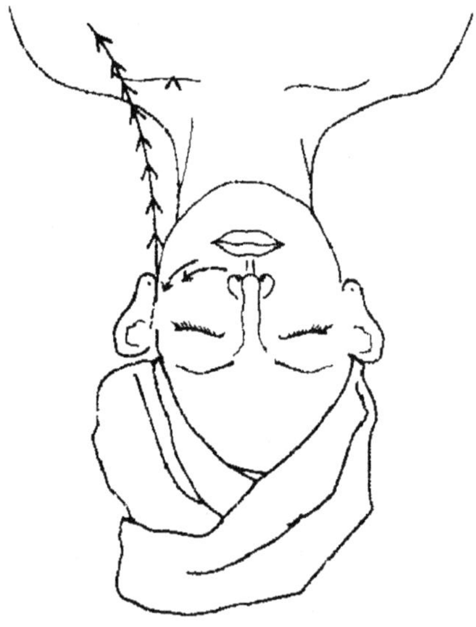

（20）双手食指、中指、无名指、小指并拢，交替从迎香穴沿颧骨将淋巴液排至耳前，再排到腋下